LIFE-CHANGING JOURNALING

Gratitude Journal,

Habit Tracker,

Food and Exercise Diary,

Bullet Journal,

Daily Planner with Time Sheets,

Yearly, Monthly, Weekly Goals

This belongs to

....

BENEDICTION CLASSICS

ISBN: 978-1-78943-085-1.
Copyright ©2019 Benediction Classics, Oxford.

Life Goals/ Yearly Goals

1.
2.
3.
4.
5.
6.
7.
8.
9.
10.
11.
12.
13.
14.
15.
16.
17.
18.
19.
20.
21.
22.
23.
24.
25.
26.
27.
28.

January

HABIT	1	2	3	4	5	6	7	8	9	10	11	12	13	14	15	16	17	18	19	20	21	22	23	24	25	26	27	27	29	30	31

Bullet Journal: January

1.
2.
3.
4.
5.
6.
7.
8.
9.
10.
11.
12.
13.
14.
15.
16.
17.
18.
19.
20.
21.
22.
23.
24.
25.
26.
27.
28.
29.
30.
31.

February

HABIT	1	2	3	4	5	6	7	8	9	10	11	12	13	14	15	16	17	18	19	20	21	22	23	24	25	26	27	27	29

Bullet Journal: February

1.
2.
3.
4.
5.
6.
7.
8.
9.
10.
11.
12.
13.
14.
15.
16.
17.
18.
19.
20.
21.
22.
23.
24.
25.
26.
27.
28.
29.

March

HABIT	1	2	3	4	5	6	7	8	9	10	11	12	13	14	15	16	17	18	19	20	21	22	23	24	25	26	27	27	29	30	31

Bullet Journal: March

1.
2.
3.
4.
5.
6.
7.
8.
9.
10.
11.
12.
13.
14.
15.
16.
17.
18.
19.
20.
21.
22.
23.
24.
25.
26.
27.
28.
29.
30.
31.

April

HABIT	1	2	3	4	5	6	7	8	9	10	11	12	13	14	15	16	17	18	19	20	21	22	23	24	25	26	27	27	29	30

Bullet Journal: April

1.
2.
3.
4.
5.
6.
7.
8.
9.
10.
11.
12.
13.
14.
15.
16.
17.
18.
19.
20.
21.
22.
23.
24.
25.
26.
27.
28.
29.
30.

May

HABIT	1	2	3	4	5	6	7	8	9	10	11	12	13	14	15	16	17	18	19	20	21	22	23	24	25	26	27	27	29	30	31

Bullet Journal: May

1.
2.
3.
4.
5.
6.
7.
8.
9.
10.
11.
12.
13.
14.
15.
16.
17.
18.
19.
20.
21.
22.
23.
24.
25.
26.
27.
28.
29.
30.
31.

June

HABIT	1	2	3	4	5	6	7	8	9	10	11	12	13	14	15	16	17	18	19	20	21	22	23	24	25	26	27	27	29	30

Bullet Journal: June

1.
2.
3.
4.
5.
6.
7.
8.
9.
10.
11.
12.
13.
14.
15.
16.
17.
18.
19.
20.
21.
22.
23.
24.
25.
26.
27.
28.
29.
30.

July

HABIT	1	2	3	4	5	6	7	8	9	10	11	12	13	14	15	16	17	18	19	20	21	22	23	24	25	26	27	27	29	30	31

Bullet Journal: July

1.
2.
3.
4.
5.
6.
7.
8.
9.
10.
11.
12.
13.
14.
15.
16.
17.
18.
19.
20.
21.
22.
23.
24.
25.
26.
27.
28.
29.
30.
31.

August

HABIT	1	2	3	4	5	6	7	8	9	10	11	12	13	14	15	16	17	18	19	20	21	22	23	24	25	26	27	27	29	30	31

Bullet Journal: August

1.
2.
3.
4.
5.
6.
7.
8.
9.
10.
11.
12.
13.
14.
15.
16.
17.
18.
19.
20.
21.
22.
23.
24.
25.
26.
27.
28.
29.
30.
31.

September

HABIT	1	2	3	4	5	6	7	8	9	10	11	12	13	14	15	16	17	18	19	20	21	22	23	24	25	26	27	27	29	30

Bullet Journal: September

1.
2.
3.
4.
5.
6.
7.
8.
9.
10.
11.
12.
13.
14.
15.
16.
17.
18.
19.
20.
21.
22.
23.
24.
25.
26.
27.
28.
29.
30.

October

HABIT	1	2	3	4	5	6	7	8	9	10	11	12	13	14	15	16	17	18	19	20	21	22	23	24	25	26	27	27	29	30	31

Bullet Journal: October

1.
2.
3.
4.
5.
6.
7.
8.
9.
10.
11.
12.
13.
14.
15.
16.
17.
18.
19.
20.
21.
22.
23.
24.
25.
26.
27.
28.
29.
30.
31.

November

HABIT	1	2	3	4	5	6	7	8	9	10	11	12	13	14	15	16	17	18	19	20	21	22	23	24	25	26	27	27	29	30

Bullet Journal: November

1.
2.
3.
4.
5.
6.
7.
8.
9.
10.
11.
12.
13.
14.
15.
16.
17.
18.
19.
20.
21.
22.
23.
24.
25.
26.
27.
28.
29.
30.
31.

December

HABIT	1	2	3	4	5	6	7	8	9	10	11	12	13	14	15	16	17	18	19	20	21	22	23	24	25	26	27	27	29	30	31

Bullet Journal: December

1.
2.
3.
4.
5.
6.
7.
8.
9.
10.
11.
12.
13.
14.
15.
16.
17.
18.
19.
20.
21.
22.
23.
24.
25.
26.
27.
28.
29.
30.
31.

January--Monthly Goals

Week 1	Week 2	Week 3	Week 4	Week 5

1 January

	WHAT I DID	WHAT I ATE AND DRANK	TO DO/APPOINTMENTS
5:00			
5:30			
6:00			
6:30			
7:00			
7:30			
8:00			
8:30			
9:00			
9:30			
10:00			
10:30			
11:00			
11:30			
12:00			
12:30			
13:00			
13:30			
14:00			
14:30			
15:00			
15:30			
16:00			
16:30			
17:00			
17:30			
18:00			
18:30			
19:00			
19:30			
20:00			
20:30			
21:00			
21:30			
22:00			
22:30			
23:00			
23:30			

WHAT I AM GRATEFUL FOR		STEPS	TO DO TOMORROW
1.			
2.		CALORIES	
3.			
4.		DISTANCE	
5.			
6.			
7.		OTHER	
8.			
9.			
10.			

2 January

	WHAT I DID	WHAT I ATE AND DRANK	TO DO/APPOINTMENTS
5:00			
5:30			
6:00			
6:30			
7:00			
7:30			
8:00			
8:30			
9:00			
9:30			
10:00			
10:30			
11:00			
11:30			
12:00			
12:30			
13:00			
13:30			
14:00			
14:30			
15:00			
15:30			
16:00			
16:30			
17:00			
17:30			
18:00			
18:30			
19:00			
19:30			
20:00			
20:30			
21:00			
21:30			
22:00			
22:30			
23:00			
23:30			

WHAT I AM GRATEFUL FOR		STEPS	TO DO TOMORROW
1.			
2.		CALORIES	
3.			
4.		DISTANCE	
5.			
6.			
7.		OTHER	
8.			
9.			
10.			

3 January

	WHAT I DID	WHAT I ATE AND DRANK	TO DO/APPOINTMENTS
5:00			
5:30			
6:00			
6:30			
7:00			
7:30			
8:00			
8:30			
9:00			
9:30			
10:00			
10:30			
11:00			
11:30			
12:00			
12:30			
13:00			
13:30			
14:00			
14:30			
15:00			
15:30			
16:00			
16:30			
17:00			
17:30			
18:00			
18:30			
19:00			
19:30			
20:00			
20:30			
21:00			
21:30			
22:00			
22:30			
23:00			
23:30			

WHAT I AM GRATEFUL FOR		STEPS	TO DO TOMORROW
1.			
2.		CALORIES	
3.			
4.		DISTANCE	
5.			
6.			
7.		OTHER	
8.			
9.			
10.			

4 January

	WHAT I DID	WHAT I ATE AND DRANK	TO DO/APPOINTMENTS
5:00			
5:30			
6:00			
6:30			
7:00			
7:30			
8:00			
8:30			
9:00			
9:30			
10:00			
10:30			
11:00			
11:30			
12:00			
12:30			
13:00			
13:30			
14:00			
14:30			
15:00			
15:30			
16:00			
16:30			
17:00			
17:30			
18:00			
18:30			
19:00			
19:30			
20:00			
20:30			
21:00			
21:30			
22:00			
22:30			
23:00			
23:30			

WHAT I AM GRATEFUL FOR		STEPS	TO DO TOMORROW
1.			
2.		CALORIES	
3.			
4.		DISTANCE	
5.			
6.			
7.		OTHER	
8.			
9.			
10.			

5 January

	WHAT I DID	WHAT I ATE AND DRANK	TO DO/APPOINTMENTS
5:00			
5:30			
6:00			
6:30			
7:00			
7:30			
8:00			
8:30			
9:00			
9:30			
10:00			
10:30			
11:00			
11:30			
12:00			
12:30			
13:00			
13:30			
14:00			
14:30			
15:00			
15:30			
16:00			
16:30			
17:00			
17:30			
18:00			
18:30			
19:00			
19:30			
20:00			
20:30			
21:00			
21:30			
22:00			
22:30			
23:00			
23:30			

WHAT I AM GRATEFUL FOR		STEPS	TO DO TOMORROW
1.			
2.		CALORIES	
3.			
4.		DISTANCE	
5.			
6.			
7.		OTHER	
8.			
9.			
10.			

6 January

	WHAT I DID	WHAT I ATE AND DRANK	TO DO/APPOINTMENTS
5:00			
5:30			
6:00			
6:30			
7:00			
7:30			
8:00			
8:30			
9:00			
9:30			
10:00			
10:30			
11:00			
11:30			
12:00			
12:30			
13:00			
13:30			
14:00			
14:30			
15:00			
15:30			
16:00			
16:30			
17:00			
17:30			
18:00			
18:30			
19:00			
19:30			
20:00			
20:30			
21:00			
21:30			
22:00			
22:30			
23:00			
23:30			

WHAT I AM GRATEFUL FOR		STEPS	TO DO TOMORROW
1.			
2.		CALORIES	
3.			
4.		DISTANCE	
5.			
6.			
7.		OTHER	
8.			
9.			
10.			

7 January

	WHAT I DID	WHAT I ATE AND DRANK	TO DO/APPOINTMENTS
5:00			
5:30			
6:00			
6:30			
7:00			
7:30			
8:00			
8:30			
9:00			
9:30			
10:00			
10:30			
11:00			
11:30			
12:00			
12:30			
13:00			
13:30			
14:00			
14:30			
15:00			
15:30			
16:00			
16:30			
17:00			
17:30			
18:00			
18:30			
19:00			
19:30			
20:00			
20:30			
21:00			
21:30			
22:00			
22:30			
23:00			
23:30			

WHAT I AM GRATEFUL FOR		STEPS	TO DO TOMORROW
1.			
2.		CALORIES	
3.			
4.		DISTANCE	
5.			
6.			
7.		OTHER	
8.			
9.			
10.			

8 January

	WHAT I DID	WHAT I ATE AND DRANK	TO DO/APPOINTMENTS
5:00			
5:30			
6:00			
6:30			
7:00			
7:30			
8:00			
8:30			
9:00			
9:30			
10:00			
10:30			
11:00			
11:30			
12:00			
12:30			
13:00			
13:30			
14:00			
14:30			
15:00			
15:30			
16:00			
16:30			
17:00			
17:30			
18:00			
18:30			
19:00			
19:30			
20:00			
20:30			
21:00			
21:30			
22:00			
22:30			
23:00			
23:30			

WHAT I AM GRATEFUL FOR		STEPS	TO DO TOMORROW
1.			
2.		CALORIES	
3.			
4.		DISTANCE	
5.			
6.			
7.		OTHER	
8.			
9.			
10.			

9 January

	WHAT I DID	WHAT I ATE AND DRANK	TO DO/APPOINTMENTS
5:00			
5:30			
6:00			
6:30			
7:00			
7:30			
8:00			
8:30			
9:00			
9:30			
10:00			
10:30			
11:00			
11:30			
12:00			
12:30			
13:00			
13:30			
14:00			
14:30			
15:00			
15:30			
16:00			
16:30			
17:00			
17:30			
18:00			
18:30			
19:00			
19:30			
20:00			
20:30			
21:00			
21:30			
22:00			
22:30			
23:00			
23:30			

WHAT I AM GRATEFUL FOR		STEPS	TO DO TOMORROW
1.			
2.		CALORIES	
3.			
4.		DISTANCE	
5.			
6.			
7.		OTHER	
8.			
9.			
10.			

10 January

	WHAT I DID	WHAT I ATE AND DRANK	TO DO/APPOINTMENTS
5:00			
5:30			
6:00			
6:30			
7:00			
7:30			
8:00			
8:30			
9:00			
9:30			
10:00			
10:30			
11:00			
11:30			
12:00			
12:30			
13:00			
13:30			
14:00			
14:30			
15:00			
15:30			
16:00			
16:30			
17:00			
17:30			
18:00			
18:30			
19:00			
19:30			
20:00			
20:30			
21:00			
21:30			
22:00			
22:30			
23:00			
23:30			

WHAT I AM GRATEFUL FOR		STEPS	TO DO TOMORROW
1.			
2.		CALORIES	
3.			
4.		DISTANCE	
5.			
6.			
7.		OTHER	
8.			
9.			
10.			

11 January

	WHAT I DID	WHAT I ATE AND DRANK	TO DO/APPOINTMENTS
5:00			
5:30			
6:00			
6:30			
7:00			
7:30			
8:00			
8:30			
9:00			
9:30			
10:00			
10:30			
11:00			
11:30			
12:00			
12:30			
13:00			
13:30			
14:00			
14:30			
15:00			
15:30			
16:00			
16:30			
17:00			
17:30			
18:00			
18:30			
19:00			
19:30			
20:00			
20:30			
21:00			
21:30			
22:00			
22:30			
23:00			
23:30			

WHAT I AM GRATEFUL FOR		STEPS	TO DO TOMORROW
1.			
2.		CALORIES	
3.			
4.		DISTANCE	
5.			
6.			
7.		OTHER	
8.			
9.			
10.			

12 January

	WHAT I DID	WHAT I ATE AND DRANK	TO DO/APPOINTMENTS
5:00			
5:30			
6:00			
6:30			
7:00			
7:30			
8:00			
8:30			
9:00			
9:30			
10:00			
10:30			
11:00			
11:30			
12:00			
12:30			
13:00			
13:30			
14:00			
14:30			
15:00			
15:30			
16:00			
16:30			
17:00			
17:30			
18:00			
18:30			
19:00			
19:30			
20:00			
20:30			
21:00			
21:30			
22:00			
22:30			
23:00			
23:30			

WHAT I AM GRATEFUL FOR			
1.		STEPS	TO DO TOMORROW
2.		CALORIES	
3.			
4.		DISTANCE	
5.			
6.			
7.		OTHER	
8.			
9.			
10.			

13 January

	WHAT I DID	WHAT I ATE AND DRANK	TO DO/APPOINTMENTS
5:00			
5:30			
6:00			
6:30			
7:00			
7:30			
8:00			
8:30			
9:00			
9:30			
10:00			
10:30			
11:00			
11:30			
12:00			
12:30			
13:00			
13:30			
14:00			
14:30			
15:00			
15:30			
16:00			
16:30			
17:00			
17:30			
18:00			
18:30			
19:00			
19:30			
20:00			
20:30			
21:00			
21:30			
22:00			
22:30			
23:00			
23:30			

WHAT I AM GRATEFUL FOR		STEPS	TO DO TOMORROW
1.			
2.		CALORIES	
3.			
4.		DISTANCE	
5.			
6.			
7.		OTHER	
8.			
9.			
10.			

14 January

	WHAT I DID	WHAT I ATE AND DRANK	TO DO/APPOINTMENTS
5:00			
5:30			
6:00			
6:30			
7:00			
7:30			
8:00			
8:30			
9:00			
9:30			
10:00			
10:30			
11:00			
11:30			
12:00			
12:30			
13:00			
13:30			
14:00			
14:30			
15:00			
15:30			
16:00			
16:30			
17:00			
17:30			
18:00			
18:30			
19:00			
19:30			
20:00			
20:30			
21:00			
21:30			
22:00			
22:30			
23:00			
23:30			

WHAT I AM GRATEFUL FOR		STEPS	TO DO TOMORROW
1.			
2.		CALORIES	
3.			
4.		DISTANCE	
5.			
6.			
7.		OTHER	
8.			
9.			
10.			

15 January

	WHAT I DID	WHAT I ATE AND DRANK	TO DO/APPOINTMENTS
5:00			
5:30			
6:00			
6:30			
7:00			
7:30			
8:00			
8:30			
9:00			
9:30			
10:00			
10:30			
11:00			
11:30			
12:00			
12:30			
13:00			
13:30			
14:00			
14:30			
15:00			
15:30			
16:00			
16:30			
17:00			
17:30			
18:00			
18:30			
19:00			
19:30			
20:00			
20:30			
21:00			
21:30			
22:00			
22:30			
23:00			
23:30			

WHAT I AM GRATEFUL FOR		STEPS	TO DO TOMORROW
1.			
2.		CALORIES	
3.			
4.		DISTANCE	
5.			
6.			
7.		OTHER	
8.			
9.			
10.			

16 January

	WHAT I DID	WHAT I ATE AND DRANK	TO DO/APPOINTMENTS
5:00			
5:30			
6:00			
6:30			
7:00			
7:30			
8:00			
8:30			
9:00			
9:30			
10:00			
10:30			
11:00			
11:30			
12:00			
12:30			
13:00			
13:30			
14:00			
14:30			
15:00			
15:30			
16:00			
16:30			
17:00			
17:30			
18:00			
18:30			
19:00			
19:30			
20:00			
20:30			
21:00			
21:30			
22:00			
22:30			
23:00			
23:30			

WHAT I AM GRATEFUL FOR		STEPS	TO DO TOMORROW
1.			
2.		CALORIES	
3.			
4.		DISTANCE	
5.			
6.			
7.		OTHER	
8.			
9.			
10.			

17 January

	WHAT I DID	WHAT I ATE AND DRANK	TO DO/APPOINTMENTS
5:00			
5:30			
6:00			
6:30			
7:00			
7:30			
8:00			
8:30			
9:00			
9:30			
10:00			
10:30			
11:00			
11:30			
12:00			
12:30			
13:00			
13:30			
14:00			
14:30			
15:00			
15:30			
16:00			
16:30			
17:00			
17:30			
18:00			
18:30			
19:00			
19:30			
20:00			
20:30			
21:00			
21:30			
22:00			
22:30			
23:00			
23:30			

WHAT I AM GRATEFUL FOR		STEPS	TO DO TOMORROW
1.			
2.		CALORIES	
3.			
4.		DISTANCE	
5.			
6.			
7.		OTHER	
8.			
9.			
10.			

18 January

	WHAT I DID	WHAT I ATE AND DRANK	TO DO/APPOINTMENTS
5:00			
5:30			
6:00			
6:30			
7:00			
7:30			
8:00			
8:30			
9:00			
9:30			
10:00			
10:30			
11:00			
11:30			
12:00			
12:30			
13:00			
13:30			
14:00			
14:30			
15:00			
15:30			
16:00			
16:30			
17:00			
17:30			
18:00			
18:30			
19:00			
19:30			
20:00			
20:30			
21:00			
21:30			
22:00			
22:30			
23:00			
23:30			

WHAT I AM GRATEFUL FOR		STEPS	TO DO TOMORROW
1.			
2.		CALORIES	
3.			
4.		DISTANCE	
5.			
6.			
7.		OTHER	
8.			
9.			
10.			

19 January

	WHAT I DID	WHAT I ATE AND DRANK	TO DO/APPOINTMENTS
5:00			
5:30			
6:00			
6:30			
7:00			
7:30			
8:00			
8:30			
9:00			
9:30			
10:00			
10:30			
11:00			
11:30			
12:00			
12:30			
13:00			
13:30			
14:00			
14:30			
15:00			
15:30			
16:00			
16:30			
17:00			
17:30			
18:00			
18:30			
19:00			
19:30			
20:00			
20:30			
21:00			
21:30			
22:00			
22:30			
23:00			
23:30			

WHAT I AM GRATEFUL FOR		STEPS	TO DO TOMORROW
1.			
2.		CALORIES	
3.			
4.		DISTANCE	
5.			
6.			
7.		OTHER	
8.			
9.			
10.			

20 January

	WHAT I DID	WHAT I ATE AND DRANK	TO DO/APPOINTMENTS
5:00			
5:30			
6:00			
6:30			
7:00			
7:30			
8:00			
8:30			
9:00			
9:30			
10:00			
10:30			
11:00			
11:30			
12:00			
12:30			
13:00			
13:30			
14:00			
14:30			
15:00			
15:30			
16:00			
16:30			
17:00			
17:30			
18:00			
18:30			
19:00			
19:30			
20:00			
20:30			
21:00			
21:30			
22:00			
22:30			
23:00			
23:30			

WHAT I AM GRATEFUL FOR		STEPS	TO DO TOMORROW
1.			
2.		CALORIES	
3.			
4.		DISTANCE	
5.			
6.			
7.		OTHER	
8.			
9.			
10.			

21 January

	WHAT I DID	WHAT I ATE AND DRANK	TO DO/APPOINTMENTS
5:00			
5:30			
6:00			
6:30			
7:00			
7:30			
8:00			
8:30			
9:00			
9:30			
10:00			
10:30			
11:00			
11:30			
12:00			
12:30			
13:00			
13:30			
14:00			
14:30			
15:00			
15:30			
16:00			
16:30			
17:00			
17:30			
18:00			
18:30			
19:00			
19:30			
20:00			
20:30			
21:00			
21:30			
22:00			
22:30			
23:00			
23:30			

WHAT I AM GRATEFUL FOR		STEPS	TO DO TOMORROW
1.			
2.		CALORIES	
3.			
4.		DISTANCE	
5.			
6.			
7.		OTHER	
8.			
9.			
10.			

22 January

	WHAT I DID	WHAT I ATE AND DRANK	TO DO/APPOINTMENTS
5:00			
5:30			
6:00			
6:30			
7:00			
7:30			
8:00			
8:30			
9:00			
9:30			
10:00			
10:30			
11:00			
11:30			
12:00			
12:30			
13:00			
13:30			
14:00			
14:30			
15:00			
15:30			
16:00			
16:30			
17:00			
17:30			
18:00			
18:30			
19:00			
19:30			
20:00			
20:30			
21:00			
21:30			
22:00			
22:30			
23:00			
23:30			

WHAT I AM GRATEFUL FOR		STEPS	TO DO TOMORROW
1.			
2.		CALORIES	
3.			
4.		DISTANCE	
5.			
6.			
7.		OTHER	
8.			
9.			
10.			

23 January

	WHAT I DID	WHAT I ATE AND DRANK	TO DO/APPOINTMENTS
5:00			
5:30			
6:00			
6:30			
7:00			
7:30			
8:00			
8:30			
9:00			
9:30			
10:00			
10:30			
11:00			
11:30			
12:00			
12:30			
13:00			
13:30			
14:00			
14:30			
15:00			
15:30			
16:00			
16:30			
17:00			
17:30			
18:00			
18:30			
19:00			
19:30			
20:00			
20:30			
21:00			
21:30			
22:00			
22:30			
23:00			
23:30			

WHAT I AM GRATEFUL FOR			
1.		STEPS	TO DO TOMORROW
2.		CALORIES	
3.			
4.		DISTANCE	
5.			
6.			
7.		OTHER	
8.			
9.			
10.			

24 January

	WHAT I DID	WHAT I ATE AND DRANK	TO DO/APPOINTMENTS
5:00			
5:30			
6:00			
6:30			
7:00			
7:30			
8:00			
8:30			
9:00			
9:30			
10:00			
10:30			
11:00			
11:30			
12:00			
12:30			
13:00			
13:30			
14:00			
14:30			
15:00			
15:30			
16:00			
16:30			
17:00			
17:30			
18:00			
18:30			
19:00			
19:30			
20:00			
20:30			
21:00			
21:30			
22:00			
22:30			
23:00			
23:30			

WHAT I AM GRATEFUL FOR		STEPS	TO DO TOMORROW
1.			
2.		CALORIES	
3.			
4.		DISTANCE	
5.			
6.			
7.		OTHER	
8.			
9.			
10.			

25 January

	WHAT I DID	WHAT I ATE AND DRANK	TO DO/APPOINTMENTS
5:00			
5:30			
6:00			
6:30			
7:00			
7:30			
8:00			
8:30			
9:00			
9:30			
10:00			
10:30			
11:00			
11:30			
12:00			
12:30			
13:00			
13:30			
14:00			
14:30			
15:00			
15:30			
16:00			
16:30			
17:00			
17:30			
18:00			
18:30			
19:00			
19:30			
20:00			
20:30			
21:00			
21:30			
22:00			
22:30			
23:00			
23:30			

WHAT I AM GRATEFUL FOR		STEPS	TO DO TOMORROW
1.			
2.		CALORIES	
3.			
4.		DISTANCE	
5.			
6.			
7.		OTHER	
8.			
9.			
10.			

26 January

	WHAT I DID	WHAT I ATE AND DRANK	TO DO/APPOINTMENTS
5:00			
5:30			
6:00			
6:30			
7:00			
7:30			
8:00			
8:30			
9:00			
9:30			
10:00			
10:30			
11:00			
11:30			
12:00			
12:30			
13:00			
13:30			
14:00			
14:30			
15:00			
15:30			
16:00			
16:30			
17:00			
17:30			
18:00			
18:30			
19:00			
19:30			
20:00			
20:30			
21:00			
21:30			
22:00			
22:30			
23:00			
23:30			

WHAT I AM GRATEFUL FOR		STEPS	TO DO TOMORROW
1.			
2.		CALORIES	
3.			
4.		DISTANCE	
5.			
6.			
7.		OTHER	
8.			
9.			
10.			

27 January

	WHAT I DID	WHAT I ATE AND DRANK	TO DO/APPOINTMENTS
5:00			
5:30			
6:00			
6:30			
7:00			
7:30			
8:00			
8:30			
9:00			
9:30			
10:00			
10:30			
11:00			
11:30			
12:00			
12:30			
13:00			
13:30			
14:00			
14:30			
15:00			
15:30			
16:00			
16:30			
17:00			
17:30			
18:00			
18:30			
19:00			
19:30			
20:00			
20:30			
21:00			
21:30			
22:00			
22:30			
23:00			
23:30			

WHAT I AM GRATEFUL FOR		STEPS	TO DO TOMORROW
1.			
2.		CALORIES	
3.			
4.		DISTANCE	
5.			
6.			
7.		OTHER	
8.			
9.			
10.			

28 January

	WHAT I DID	WHAT I ATE AND DRANK	TO DO/APPOINTMENTS
5:00			
5:30			
6:00			
6:30			
7:00			
7:30			
8:00			
8:30			
9:00			
9:30			
10:00			
10:30			
11:00			
11:30			
12:00			
12:30			
13:00			
13:30			
14:00			
14:30			
15:00			
15:30			
16:00			
16:30			
17:00			
17:30			
18:00			
18:30			
19:00			
19:30			
20:00			
20:30			
21:00			
21:30			
22:00			
22:30			
23:00			
23:30			

WHAT I AM GRATEFUL FOR		STEPS	TO DO TOMORROW
1.			
2.		CALORIES	
3.			
4.		DISTANCE	
5.			
6.			
7.		OTHER	
8.			
9.			
10.			

29 January

Time	WHAT I DID	WHAT I ATE AND DRANK	TO DO/APPOINTMENTS
5:00			
5:30			
6:00			
6:30			
7:00			
7:30			
8:00			
8:30			
9:00			
9:30			
10:00			
10:30			
11:00			
11:30			
12:00			
12:30			
13:00			
13:30			
14:00			
14:30			
15:00			
15:30			
16:00			
16:30			
17:00			
17:30			
18:00			
18:30			
19:00			
19:30			
20:00			
20:30			
21:00			
21:30			
22:00			
22:30			
23:00			
23:30			

WHAT I AM GRATEFUL FOR			
1.		STEPS	TO DO TOMORROW
2.		CALORIES	
3.			
4.		DISTANCE	
5.			
6.			
7.		OTHER	
8.			
9.			
10.			

30 January

	WHAT I DID	WHAT I ATE AND DRANK	TO DO/APPOINTMENTS
5:00			
5:30			
6:00			
6:30			
7:00			
7:30			
8:00			
8:30			
9:00			
9:30			
10:00			
10:30			
11:00			
11:30			
12:00			
12:30			
13:00			
13:30			
14:00			
14:30			
15:00			
15:30			
16:00			
16:30			
17:00			
17:30			
18:00			
18:30			
19:00			
19:30			
20:00			
20:30			
21:00			
21:30			
22:00			
22:30			
23:00			
23:30			

WHAT I AM GRATEFUL FOR		STEPS	TO DO TOMORROW
1.			
2.		CALORIES	
3.			
4.		DISTANCE	
5.			
6.			
7.		OTHER	
8.			
9.			
10.			

31 January

	WHAT I DID	WHAT I ATE AND DRANK	TO DO/APPOINTMENTS
5:00			
5:30			
6:00			
6:30			
7:00			
7:30			
8:00			
8:30			
9:00			
9:30			
10:00			
10:30			
11:00			
11:30			
12:00			
12:30			
13:00			
13:30			
14:00			
14:30			
15:00			
15:30			
16:00			
16:30			
17:00			
17:30			
18:00			
18:30			
19:00			
19:30			
20:00			
20:30			
21:00			
21:30			
22:00			
22:30			
23:00			
23:30			

WHAT I AM GRATEFUL FOR		STEPS	TO DO TOMORROW
1.			
2.		CALORIES	
3.			
4.		DISTANCE	
5.			
6.			
7.		OTHER	
8.			
9.			
10.			

February--Monthly Goals

Week 1	Week 2	Week 3	Week 4	Week 5

1 February

	WHAT I DID	WHAT I ATE AND DRANK	TO DO/APPOINTMENTS
5:00			
5:30			
6:00			
6:30			
7:00			
7:30			
8:00			
8:30			
9:00			
9:30			
10:00			
10:30			
11:00			
11:30			
12:00			
12:30			
13:00			
13:30			
14:00			
14:30			
15:00			
15:30			
16:00			
16:30			
17:00			
17:30			
18:00			
18:30			
19:00			
19:30			
20:00			
20:30			
21:00			
21:30			
22:00			
22:30			
23:00			
23:30			

WHAT I AM GRATEFUL FOR		STEPS	TO DO TOMORROW
1.			
2.		CALORIES	
3.			
4.		DISTANCE	
5.			
6.			
7.		OTHER	
8.			
9.			
10.			

2 February

	WHAT I DID	WHAT I ATE AND DRANK	TO DO/APPOINTMENTS
5:00			
5:30			
6:00			
6:30			
7:00			
7:30			
8:00			
8:30			
9:00			
9:30			
10:00			
10:30			
11:00			
11:30			
12:00			
12:30			
13:00			
13:30			
14:00			
14:30			
15:00			
15:30			
16:00			
16:30			
17:00			
17:30			
18:00			
18:30			
19:00			
19:30			
20:00			
20:30			
21:00			
21:30			
22:00			
22:30			
23:00			
23:30			

WHAT I AM GRATEFUL FOR		STEPS	TO DO TOMORROW
1.			
2.		CALORIES	
3.			
4.		DISTANCE	
5.			
6.			
7.		OTHER	
8.			
9.			
10.			

3 February

	WHAT I DID	WHAT I ATE AND DRANK	TO DO/APPOINTMENTS
5:00			
5:30			
6:00			
6:30			
7:00			
7:30			
8:00			
8:30			
9:00			
9:30			
10:00			
10:30			
11:00			
11:30			
12:00			
12:30			
13:00			
13:30			
14:00			
14:30			
15:00			
15:30			
16:00			
16:30			
17:00			
17:30			
18:00			
18:30			
19:00			
19:30			
20:00			
20:30			
21:00			
21:30			
22:00			
22:30			
23:00			
23:30			

WHAT I AM GRATEFUL FOR		STEPS	TO DO TOMORROW
1.			
2.		CALORIES	
3.			
4.		DISTANCE	
5.			
6.			
7.		OTHER	
8.			
9.			
10.			

4 February

	WHAT I DID	WHAT I ATE AND DRANK	TO DO/APPOINTMENTS
5:00			
5:30			
6:00			
6:30			
7:00			
7:30			
8:00			
8:30			
9:00			
9:30			
10:00			
10:30			
11:00			
11:30			
12:00			
12:30			
13:00			
13:30			
14:00			
14:30			
15:00			
15:30			
16:00			
16:30			
17:00			
17:30			
18:00			
18:30			
19:00			
19:30			
20:00			
20:30			
21:00			
21:30			
22:00			
22:30			
23:00			
23:30			

WHAT I AM GRATEFUL FOR			TO DO TOMORROW
1.		STEPS	
2.		CALORIES	
3.			
4.		DISTANCE	
5.			
6.			
7.		OTHER	
8.			
9.			
10.			

5 February

	WHAT I DID	WHAT I ATE AND DRANK	TO DO/APPOINTMENTS
5:00			
5:30			
6:00			
6:30			
7:00			
7:30			
8:00			
8:30			
9:00			
9:30			
10:00			
10:30			
11:00			
11:30			
12:00			
12:30			
13:00			
13:30			
14:00			
14:30			
15:00			
15:30			
16:00			
16:30			
17:00			
17:30			
18:00			
18:30			
19:00			
19:30			
20:00			
20:30			
21:00			
21:30			
22:00			
22:30			
23:00			
23:30			

WHAT I AM GRATEFUL FOR		STEPS	TO DO TOMORROW
1.			
2.		CALORIES	
3.			
4.		DISTANCE	
5.			
6.			
7.		OTHER	
8.			
9.			
10.			

6 February

	WHAT I DID	WHAT I ATE AND DRANK	TO DO/APPOINTMENTS
5:00			
5:30			
6:00			
6:30			
7:00			
7:30			
8:00			
8:30			
9:00			
9:30			
10:00			
10:30			
11:00			
11:30			
12:00			
12:30			
13:00			
13:30			
14:00			
14:30			
15:00			
15:30			
16:00			
16:30			
17:00			
17:30			
18:00			
18:30			
19:00			
19:30			
20:00			
20:30			
21:00			
21:30			
22:00			
22:30			
23:00			
23:30			

WHAT I AM GRATEFUL FOR		STEPS	TO DO TOMORROW
1.			
2.		CALORIES	
3.			
4.		DISTANCE	
5.			
6.			
7.		OTHER	
8.			
9.			
10.			

7 February

	WHAT I DID	WHAT I ATE AND DRANK	TO DO/APPOINTMENTS
5:00			
5:30			
6:00			
6:30			
7:00			
7:30			
8:00			
8:30			
9:00			
9:30			
10:00			
10:30			
11:00			
11:30			
12:00			
12:30			
13:00			
13:30			
14:00			
14:30			
15:00			
15:30			
16:00			
16:30			
17:00			
17:30			
18:00			
18:30			
19:00			
19:30			
20:00			
20:30			
21:00			
21:30			
22:00			
22:30			
23:00			
23:30			

WHAT I AM GRATEFUL FOR		STEPS	TO DO TOMORROW
1.			
2.		CALORIES	
3.			
4.		DISTANCE	
5.			
6.			
7.		OTHER	
8.			
9.			
10.			

8 February

	WHAT I DID	WHAT I ATE AND DRANK	TO DO/APPOINTMENTS
5:00			
5:30			
6:00			
6:30			
7:00			
7:30			
8:00			
8:30			
9:00			
9:30			
10:00			
10:30			
11:00			
11:30			
12:00			
12:30			
13:00			
13:30			
14:00			
14:30			
15:00			
15:30			
16:00			
16:30			
17:00			
17:30			
18:00			
18:30			
19:00			
19:30			
20:00			
20:30			
21:00			
21:30			
22:00			
22:30			
23:00			
23:30			

WHAT I AM GRATEFUL FOR			
1.		STEPS	TO DO TOMORROW
2.		CALORIES	
3.			
4.		DISTANCE	
5.			
6.			
7.		OTHER	
8.			
9.			
10.			

9 February

	WHAT I DID	WHAT I ATE AND DRANK	TO DO/APPOINTMENTS
5:00			
5:30			
6:00			
6:30			
7:00			
7:30			
8:00			
8:30			
9:00			
9:30			
10:00			
10:30			
11:00			
11:30			
12:00			
12:30			
13:00			
13:30			
14:00			
14:30			
15:00			
15:30			
16:00			
16:30			
17:00			
17:30			
18:00			
18:30			
19:00			
19:30			
20:00			
20:30			
21:00			
21:30			
22:00			
22:30			
23:00			
23:30			

WHAT I AM GRATEFUL FOR		STEPS	TO DO TOMORROW
1.			
2.		CALORIES	
3.			
4.		DISTANCE	
5.			
6.			
7.		OTHER	
8.			
9.			
10.			

10 February

	WHAT I DID	WHAT I ATE AND DRANK	TO DO/APPOINTMENTS
5:00			
5:30			
6:00			
6:30			
7:00			
7:30			
8:00			
8:30			
9:00			
9:30			
10:00			
10:30			
11:00			
11:30			
12:00			
12:30			
13:00			
13:30			
14:00			
14:30			
15:00			
15:30			
16:00			
16:30			
17:00			
17:30			
18:00			
18:30			
19:00			
19:30			
20:00			
20:30			
21:00			
21:30			
22:00			
22:30			
23:00			
23:30			

WHAT I AM GRATEFUL FOR		STEPS	TO DO TOMORROW
1.			
2.		CALORIES	
3.			
4.		DISTANCE	
5.			
6.			
7.		OTHER	
8.			
9.			
10.			

11 February

	WHAT I DID	WHAT I ATE AND DRANK	TO DO/APPOINTMENTS
5:00			
5:30			
6:00			
6:30			
7:00			
7:30			
8:00			
8:30			
9:00			
9:30			
10:00			
10:30			
11:00			
11:30			
12:00			
12:30			
13:00			
13:30			
14:00			
14:30			
15:00			
15:30			
16:00			
16:30			
17:00			
17:30			
18:00			
18:30			
19:00			
19:30			
20:00			
20:30			
21:00			
21:30			
22:00			
22:30			
23:00			
23:30			

WHAT I AM GRATEFUL FOR		STEPS	TO DO TOMORROW
1.			
2.		CALORIES	
3.			
4.		DISTANCE	
5.			
6.			
7.		OTHER	
8.			
9.			
10.			

12 February

	WHAT I DID	WHAT I ATE AND DRANK	TO DO/APPOINTMENTS
5:00			
5:30			
6:00			
6:30			
7:00			
7:30			
8:00			
8:30			
9:00			
9:30			
10:00			
10:30			
11:00			
11:30			
12:00			
12:30			
13:00			
13:30			
14:00			
14:30			
15:00			
15:30			
16:00			
16:30			
17:00			
17:30			
18:00			
18:30			
19:00			
19:30			
20:00			
20:30			
21:00			
21:30			
22:00			
22:30			
23:00			
23:30			

WHAT I AM GRATEFUL FOR		STEPS	TO DO TOMORROW
1.			
2.		CALORIES	
3.			
4.		DISTANCE	
5.			
6.			
7.		OTHER	
8.			
9.			
10.			

13 February

	WHAT I DID	WHAT I ATE AND DRANK	TO DO/APPOINTMENTS
5:00			
5:30			
6:00			
6:30			
7:00			
7:30			
8:00			
8:30			
9:00			
9:30			
10:00			
10:30			
11:00			
11:30			
12:00			
12:30			
13:00			
13:30			
14:00			
14:30			
15:00			
15:30			
16:00			
16:30			
17:00			
17:30			
18:00			
18:30			
19:00			
19:30			
20:00			
20:30			
21:00			
21:30			
22:00			
22:30			
23:00			
23:30			

WHAT I AM GRATEFUL FOR		STEPS	TO DO TOMORROW
1.			
2.		CALORIES	
3.			
4.		DISTANCE	
5.			
6.			
7.		OTHER	
8.			
9.			
10.			

14 February

	WHAT I DID	WHAT I ATE AND DRANK	TO DO/APPOINTMENTS
5:00			
5:30			
6:00			
6:30			
7:00			
7:30			
8:00			
8:30			
9:00			
9:30			
10:00			
10:30			
11:00			
11:30			
12:00			
12:30			
13:00			
13:30			
14:00			
14:30			
15:00			
15:30			
16:00			
16:30			
17:00			
17:30			
18:00			
18:30			
19:00			
19:30			
20:00			
20:30			
21:00			
21:30			
22:00			
22:30			
23:00			
23:30			

WHAT I AM GRATEFUL FOR			
1.		STEPS	TO DO TOMORROW
2.		CALORIES	
3.			
4.		DISTANCE	
5.			
6.			
7.		OTHER	
8.			
9.			
10.			

15 February

	WHAT I DID	WHAT I ATE AND DRANK	TO DO/APPOINTMENTS
5:00			
5:30			
6:00			
6:30			
7:00			
7:30			
8:00			
8:30			
9:00			
9:30			
10:00			
10:30			
11:00			
11:30			
12:00			
12:30			
13:00			
13:30			
14:00			
14:30			
15:00			
15:30			
16:00			
16:30			
17:00			
17:30			
18:00			
18:30			
19:00			
19:30			
20:00			
20:30			
21:00			
21:30			
22:00			
22:30			
23:00			
23:30			

WHAT I AM GRATEFUL FOR	STEPS	TO DO TOMORROW
1.		
2.	CALORIES	
3.		
4.	DISTANCE	
5.		
6.		
7.	OTHER	
8.		
9.		
10.		

16 February

	WHAT I DID	WHAT I ATE AND DRANK	TO DO/APPOINTMENTS
5:00			
5:30			
6:00			
6:30			
7:00			
7:30			
8:00			
8:30			
9:00			
9:30			
10:00			
10:30			
11:00			
11:30			
12:00			
12:30			
13:00			
13:30			
14:00			
14:30			
15:00			
15:30			
16:00			
16:30			
17:00			
17:30			
18:00			
18:30			
19:00			
19:30			
20:00			
20:30			
21:00			
21:30			
22:00			
22:30			
23:00			
23:30			

WHAT I AM GRATEFUL FOR		STEPS	TO DO TOMORROW
1.			
2.		CALORIES	
3.			
4.		DISTANCE	
5.			
6.			
7.		OTHER	
8.			
9.			
10.			

17 February

	WHAT I DID	WHAT I ATE AND DRANK	TO DO/APPOINTMENTS
5:00			
5:30			
6:00			
6:30			
7:00			
7:30			
8:00			
8:30			
9:00			
9:30			
10:00			
10:30			
11:00			
11:30			
12:00			
12:30			
13:00			
13:30			
14:00			
14:30			
15:00			
15:30			
16:00			
16:30			
17:00			
17:30			
18:00			
18:30			
19:00			
19:30			
20:00			
20:30			
21:00			
21:30			
22:00			
22:30			
23:00			
23:30			

WHAT I AM GRATEFUL FOR		STEPS	TO DO TOMORROW
1.			
2.		CALORIES	
3.			
4.		DISTANCE	
5.			
6.			
7.		OTHER	
8.			
9.			
10.			

18 February

	WHAT I DID	WHAT I ATE AND DRANK	TO DO/APPOINTMENTS
5:00			
5:30			
6:00			
6:30			
7:00			
7:30			
8:00			
8:30			
9:00			
9:30			
10:00			
10:30			
11:00			
11:30			
12:00			
12:30			
13:00			
13:30			
14:00			
14:30			
15:00			
15:30			
16:00			
16:30			
17:00			
17:30			
18:00			
18:30			
19:00			
19:30			
20:00			
20:30			
21:00			
21:30			
22:00			
22:30			
23:00			
23:30			

WHAT I AM GRATEFUL FOR		STEPS	TO DO TOMORROW
1.			
2.		CALORIES	
3.			
4.		DISTANCE	
5.			
6.			
7.		OTHER	
8.			
9.			
10.			

19 February

	WHAT I DID	WHAT I ATE AND DRANK	TO DO/APPOINTMENTS
5:00			
5:30			
6:00			
6:30			
7:00			
7:30			
8:00			
8:30			
9:00			
9:30			
10:00			
10:30			
11:00			
11:30			
12:00			
12:30			
13:00			
13:30			
14:00			
14:30			
15:00			
15:30			
16:00			
16:30			
17:00			
17:30			
18:00			
18:30			
19:00			
19:30			
20:00			
20:30			
21:00			
21:30			
22:00			
22:30			
23:00			
23:30			

WHAT I AM GRATEFUL FOR			
1.		STEPS	TO DO TOMORROW
2.		CALORIES	
3.			
4.		DISTANCE	
5.			
6.			
7.		OTHER	
8.			
9.			
10.			

20 February

	WHAT I DID	WHAT I ATE AND DRANK	TO DO/APPOINTMENTS
5:00			
5:30			
6:00			
6:30			
7:00			
7:30			
8:00			
8:30			
9:00			
9:30			
10:00			
10:30			
11:00			
11:30			
12:00			
12:30			
13:00			
13:30			
14:00			
14:30			
15:00			
15:30			
16:00			
16:30			
17:00			
17:30			
18:00			
18:30			
19:00			
19:30			
20:00			
20:30			
21:00			
21:30			
22:00			
22:30			
23:00			
23:30			

WHAT I AM GRATEFUL FOR		STEPS	TO DO TOMORROW
1.			
2.		CALORIES	
3.			
4.		DISTANCE	
5.			
6.			
7.		OTHER	
8.			
9.			
10.			

21 February

	WHAT I DID	WHAT I ATE AND DRANK	TO DO/APPOINTMENTS
5:00			
5:30			
6:00			
6:30			
7:00			
7:30			
8:00			
8:30			
9:00			
9:30			
10:00			
10:30			
11:00			
11:30			
12:00			
12:30			
13:00			
13:30			
14:00			
14:30			
15:00			
15:30			
16:00			
16:30			
17:00			
17:30			
18:00			
18:30			
19:00			
19:30			
20:00			
20:30			
21:00			
21:30			
22:00			
22:30			
23:00			
23:30			

WHAT I AM GRATEFUL FOR		STEPS	TO DO TOMORROW
1.			
2.		CALORIES	
3.			
4.		DISTANCE	
5.			
6.			
7.		OTHER	
8.			
9.			
10.			

22 February

	WHAT I DID	WHAT I ATE AND DRANK	TO DO/APPOINTMENTS
5:00			
5:30			
6:00			
6:30			
7:00			
7:30			
8:00			
8:30			
9:00			
9:30			
10:00			
10:30			
11:00			
11:30			
12:00			
12:30			
13:00			
13:30			
14:00			
14:30			
15:00			
15:30			
16:00			
16:30			
17:00			
17:30			
18:00			
18:30			
19:00			
19:30			
20:00			
20:30			
21:00			
21:30			
22:00			
22:30			
23:00			
23:30			

WHAT I AM GRATEFUL FOR		STEPS	TO DO TOMORROW
1.			
2.		CALORIES	
3.			
4.		DISTANCE	
5.			
6.			
7.		OTHER	
8.			
9.			
10.			

23 February

	WHAT I DID	WHAT I ATE AND DRANK	TO DO/APPOINTMENTS
5:00			
5:30			
6:00			
6:30			
7:00			
7:30			
8:00			
8:30			
9:00			
9:30			
10:00			
10:30			
11:00			
11:30			
12:00			
12:30			
13:00			
13:30			
14:00			
14:30			
15:00			
15:30			
16:00			
16:30			
17:00			
17:30			
18:00			
18:30			
19:00			
19:30			
20:00			
20:30			
21:00			
21:30			
22:00			
22:30			
23:00			
23:30			

WHAT I AM GRATEFUL FOR		STEPS	TO DO TOMORROW
1.			
2.		CALORIES	
3.			
4.		DISTANCE	
5.			
6.			
7.		OTHER	
8.			
9.			
10.			

24 February

	WHAT I DID	WHAT I ATE AND DRANK	TO DO/APPOINTMENTS
5:00			
5:30			
6:00			
6:30			
7:00			
7:30			
8:00			
8:30			
9:00			
9:30			
10:00			
10:30			
11:00			
11:30			
12:00			
12:30			
13:00			
13:30			
14:00			
14:30			
15:00			
15:30			
16:00			
16:30			
17:00			
17:30			
18:00			
18:30			
19:00			
19:30			
20:00			
20:30			
21:00			
21:30			
22:00			
22:30			
23:00			
23:30			

WHAT I AM GRATEFUL FOR		STEPS	TO DO TOMORROW
1.			
2.		CALORIES	
3.			
4.		DISTANCE	
5.			
6.			
7.		OTHER	
8.			
9.			
10.			

25 February

	WHAT I DID	WHAT I ATE AND DRANK	TO DO/APPOINTMENTS
5:00			
5:30			
6:00			
6:30			
7:00			
7:30			
8:00			
8:30			
9:00			
9:30			
10:00			
10:30			
11:00			
11:30			
12:00			
12:30			
13:00			
13:30			
14:00			
14:30			
15:00			
15:30			
16:00			
16:30			
17:00			
17:30			
18:00			
18:30			
19:00			
19:30			
20:00			
20:30			
21:00			
21:30			
22:00			
22:30			
23:00			
23:30			

WHAT I AM GRATEFUL FOR		STEPS	TO DO TOMORROW
1.			
2.		CALORIES	
3.			
4.		DISTANCE	
5.			
6.			
7.		OTHER	
8.			
9.			
10.			

26 February

	WHAT I DID	WHAT I ATE AND DRANK	TO DO/APPOINTMENTS
5:00			
5:30			
6:00			
6:30			
7:00			
7:30			
8:00			
8:30			
9:00			
9:30			
10:00			
10:30			
11:00			
11:30			
12:00			
12:30			
13:00			
13:30			
14:00			
14:30			
15:00			
15:30			
16:00			
16:30			
17:00			
17:30			
18:00			
18:30			
19:00			
19:30			
20:00			
20:30			
21:00			
21:30			
22:00			
22:30			
23:00			
23:30			

WHAT I AM GRATEFUL FOR		STEPS	TO DO TOMORROW
1.			
2.		CALORIES	
3.			
4.		DISTANCE	
5.			
6.			
7.		OTHER	
8.			
9.			
10.			

27 February

	WHAT I DID	WHAT I ATE AND DRANK	TO DO/APPOINTMENTS
5:00			
5:30			
6:00			
6:30			
7:00			
7:30			
8:00			
8:30			
9:00			
9:30			
10:00			
10:30			
11:00			
11:30			
12:00			
12:30			
13:00			
13:30			
14:00			
14:30			
15:00			
15:30			
16:00			
16:30			
17:00			
17:30			
18:00			
18:30			
19:00			
19:30			
20:00			
20:30			
21:00			
21:30			
22:00			
22:30			
23:00			
23:30			

WHAT I AM GRATEFUL FOR		STEPS	TO DO TOMORROW
1.			
2.		CALORIES	
3.			
4.		DISTANCE	
5.			
6.			
7.		OTHER	
8.			
9.			
10.			

28 February

	WHAT I DID	WHAT I ATE AND DRANK	TO DO/APPOINTMENTS
5:00			
5:30			
6:00			
6:30			
7:00			
7:30			
8:00			
8:30			
9:00			
9:30			
10:00			
10:30			
11:00			
11:30			
12:00			
12:30			
13:00			
13:30			
14:00			
14:30			
15:00			
15:30			
16:00			
16:30			
17:00			
17:30			
18:00			
18:30			
19:00			
19:30			
20:00			
20:30			
21:00			
21:30			
22:00			
22:30			
23:00			
23:30			

WHAT I AM GRATEFUL FOR		STEPS	TO DO TOMORROW
1.			
2.		CALORIES	
3.			
4.		DISTANCE	
5.			
6.			
7.		OTHER	
8.			
9.			
10.			

29 February

	WHAT I DID	WHAT I ATE AND DRANK	TO DO/APPOINTMENTS
5:00			
5:30			
6:00			
6:30			
7:00			
7:30			
8:00			
8:30			
9:00			
9:30			
10:00			
10:30			
11:00			
11:30			
12:00			
12:30			
13:00			
13:30			
14:00			
14:30			
15:00			
15:30			
16:00			
16:30			
17:00			
17:30			
18:00			
18:30			
19:00			
19:30			
20:00			
20:30			
21:00			
21:30			
22:00			
22:30			
23:00			
23:30			

WHAT I AM GRATEFUL FOR		STEPS	TO DO TOMORROW
1.			
2.		CALORIES	
3.			
4.		DISTANCE	
5.			
6.			
7.		OTHER	
8.			
9.			
10.			

March--Monthly Goals

Week 1	Week 2	Week 3	Week 4	Week 5

1 March

	WHAT I DID	WHAT I ATE AND DRANK	TO DO/APPOINTMENTS
5:00			
5:30			
6:00			
6:30			
7:00			
7:30			
8:00			
8:30			
9:00			
9:30			
10:00			
10:30			
11:00			
11:30			
12:00			
12:30			
13:00			
13:30			
14:00			
14:30			
15:00			
15:30			
16:00			
16:30			
17:00			
17:30			
18:00			
18:30			
19:00			
19:30			
20:00			
20:30			
21:00			
21:30			
22:00			
22:30			
23:00			
23:30			

WHAT I AM GRATEFUL FOR		STEPS	TO DO TOMORROW
1.			
2.		CALORIES	
3.			
4.		DISTANCE	
5.			
6.			
7.		OTHER	
8.			
9.			
10.			

2 March

	WHAT I DID	WHAT I ATE AND DRANK	TO DO/APPOINTMENTS
5:00			
5:30			
6:00			
6:30			
7:00			
7:30			
8:00			
8:30			
9:00			
9:30			
10:00			
10:30			
11:00			
11:30			
12:00			
12:30			
13:00			
13:30			
14:00			
14:30			
15:00			
15:30			
16:00			
16:30			
17:00			
17:30			
18:00			
18:30			
19:00			
19:30			
20:00			
20:30			
21:00			
21:30			
22:00			
22:30			
23:00			
23:30			

WHAT I AM GRATEFUL FOR		STEPS	TO DO TOMORROW
1.			
2.		CALORIES	
3.			
4.		DISTANCE	
5.			
6.			
7.		OTHER	
8.			
9.			
10.			

3 March

	WHAT I DID	WHAT I ATE AND DRANK	TO DO/APPOINTMENTS
5:00			
5:30			
6:00			
6:30			
7:00			
7:30			
8:00			
8:30			
9:00			
9:30			
10:00			
10:30			
11:00			
11:30			
12:00			
12:30			
13:00			
13:30			
14:00			
14:30			
15:00			
15:30			
16:00			
16:30			
17:00			
17:30			
18:00			
18:30			
19:00			
19:30			
20:00			
20:30			
21:00			
21:30			
22:00			
22:30			
23:00			
23:30			

WHAT I AM GRATEFUL FOR			
1.		STEPS	TO DO TOMORROW
2.		CALORIES	
3.			
4.		DISTANCE	
5.			
6.			
7.		OTHER	
8.			
9.			
10.			

4 March

	WHAT I DID	WHAT I ATE AND DRANK	TO DO/APPOINTMENTS
5:00			
5:30			
6:00			
6:30			
7:00			
7:30			
8:00			
8:30			
9:00			
9:30			
10:00			
10:30			
11:00			
11:30			
12:00			
12:30			
13:00			
13:30			
14:00			
14:30			
15:00			
15:30			
16:00			
16:30			
17:00			
17:30			
18:00			
18:30			
19:00			
19:30			
20:00			
20:30			
21:00			
21:30			
22:00			
22:30			
23:00			
23:30			

WHAT I AM GRATEFUL FOR		STEPS	TO DO TOMORROW
1.			
2.		CALORIES	
3.			
4.		DISTANCE	
5.			
6.			
7.		OTHER	
8.			
9.			
10.			

5 March

	WHAT I DID	WHAT I ATE AND DRANK	TO DO/APPOINTMENTS
5:00			
5:30			
6:00			
6:30			
7:00			
7:30			
8:00			
8:30			
9:00			
9:30			
10:00			
10:30			
11:00			
11:30			
12:00			
12:30			
13:00			
13:30			
14:00			
14:30			
15:00			
15:30			
16:00			
16:30			
17:00			
17:30			
18:00			
18:30			
19:00			
19:30			
20:00			
20:30			
21:00			
21:30			
22:00			
22:30			
23:00			
23:30			

WHAT I AM GRATEFUL FOR			TO DO TOMORROW
1.		STEPS	
2.		CALORIES	
3.			
4.		DISTANCE	
5.			
6.			
7.		OTHER	
8.			
9.			
10.			

6 March

	WHAT I DID	WHAT I ATE AND DRANK	TO DO/APPOINTMENTS
5:00			
5:30			
6:00			
6:30			
7:00			
7:30			
8:00			
8:30			
9:00			
9:30			
10:00			
10:30			
11:00			
11:30			
12:00			
12:30			
13:00			
13:30			
14:00			
14:30			
15:00			
15:30			
16:00			
16:30			
17:00			
17:30			
18:00			
18:30			
19:00			
19:30			
20:00			
20:30			
21:00			
21:30			
22:00			
22:30			
23:00			
23:30			

WHAT I AM GRATEFUL FOR		STEPS	TO DO TOMORROW
1.			
2.		CALORIES	
3.			
4.		DISTANCE	
5.			
6.			
7.		OTHER	
8.			
9.			
10.			

7 March

	WHAT I DID	WHAT I ATE AND DRANK	TO DO/APPOINTMENTS
5:00			
5:30			
6:00			
6:30			
7:00			
7:30			
8:00			
8:30			
9:00			
9:30			
10:00			
10:30			
11:00			
11:30			
12:00			
12:30			
13:00			
13:30			
14:00			
14:30			
15:00			
15:30			
16:00			
16:30			
17:00			
17:30			
18:00			
18:30			
19:00			
19:30			
20:00			
20:30			
21:00			
21:30			
22:00			
22:30			
23:00			
23:30			

WHAT I AM GRATEFUL FOR		STEPS	TO DO TOMORROW
1.			
2.		CALORIES	
3.			
4.		DISTANCE	
5.			
6.			
7.		OTHER	
8.			
9.			
10.			

8 March

	WHAT I DID	WHAT I ATE AND DRANK	TO DO/APPOINTMENTS
5:00			
5:30			
6:00			
6:30			
7:00			
7:30			
8:00			
8:30			
9:00			
9:30			
10:00			
10:30			
11:00			
11:30			
12:00			
12:30			
13:00			
13:30			
14:00			
14:30			
15:00			
15:30			
16:00			
16:30			
17:00			
17:30			
18:00			
18:30			
19:00			
19:30			
20:00			
20:30			
21:00			
21:30			
22:00			
22:30			
23:00			
23:30			

WHAT I AM GRATEFUL FOR		STEPS	TO DO TOMORROW
1.			
2.		CALORIES	
3.			
4.		DISTANCE	
5.			
6.			
7.		OTHER	
8.			
9.			
10.			

9 March

	WHAT I DID	WHAT I ATE AND DRANK	TO DO/APPOINTMENTS
5:00			
5:30			
6:00			
6:30			
7:00			
7:30			
8:00			
8:30			
9:00			
9:30			
10:00			
10:30			
11:00			
11:30			
12:00			
12:30			
13:00			
13:30			
14:00			
14:30			
15:00			
15:30			
16:00			
16:30			
17:00			
17:30			
18:00			
18:30			
19:00			
19:30			
20:00			
20:30			
21:00			
21:30			
22:00			
22:30			
23:00			
23:30			

WHAT I AM GRATEFUL FOR		STEPS	TO DO TOMORROW
1.			
2.		CALORIES	
3.			
4.		DISTANCE	
5.			
6.			
7.		OTHER	
8.			
9.			
10.			

10 March

Time	WHAT I DID	WHAT I ATE AND DRANK	TO DO/APPOINTMENTS
5:00			
5:30			
6:00			
6:30			
7:00			
7:30			
8:00			
8:30			
9:00			
9:30			
10:00			
10:30			
11:00			
11:30			
12:00			
12:30			
13:00			
13:30			
14:00			
14:30			
15:00			
15:30			
16:00			
16:30			
17:00			
17:30			
18:00			
18:30			
19:00			
19:30			
20:00			
20:30			
21:00			
21:30			
22:00			
22:30			
23:00			
23:30			

WHAT I AM GRATEFUL FOR		STEPS	TO DO TOMORROW
1.			
2.		CALORIES	
3.			
4.		DISTANCE	
5.			
6.			
7.		OTHER	
8.			
9.			
10.			

11 March

	WHAT I DID	WHAT I ATE AND DRANK	TO DO/APPOINTMENTS
5:00			
5:30			
6:00			
6:30			
7:00			
7:30			
8:00			
8:30			
9:00			
9:30			
10:00			
10:30			
11:00			
11:30			
12:00			
12:30			
13:00			
13:30			
14:00			
14:30			
15:00			
15:30			
16:00			
16:30			
17:00			
17:30			
18:00			
18:30			
19:00			
19:30			
20:00			
20:30			
21:00			
21:30			
22:00			
22:30			
23:00			
23:30			

WHAT I AM GRATEFUL FOR		STEPS	TO DO TOMORROW
1.			
2.		CALORIES	
3.			
4.		DISTANCE	
5.			
6.			
7.		OTHER	
8.			
9.			
10.			

12 March

	WHAT I DID	WHAT I ATE AND DRANK	TO DO/APPOINTMENTS
5:00			
5:30			
6:00			
6:30			
7:00			
7:30			
8:00			
8:30			
9:00			
9:30			
10:00			
10:30			
11:00			
11:30			
12:00			
12:30			
13:00			
13:30			
14:00			
14:30			
15:00			
15:30			
16:00			
16:30			
17:00			
17:30			
18:00			
18:30			
19:00			
19:30			
20:00			
20:30			
21:00			
21:30			
22:00			
22:30			
23:00			
23:30			

WHAT I AM GRATEFUL FOR		STEPS	TO DO TOMORROW
1.			
2.		CALORIES	
3.			
4.		DISTANCE	
5.			
6.			
7.		OTHER	
8.			
9.			
10.			

13 March

	WHAT I DID	WHAT I ATE AND DRANK	TO DO/APPOINTMENTS
5:00			
5:30			
6:00			
6:30			
7:00			
7:30			
8:00			
8:30			
9:00			
9:30			
10:00			
10:30			
11:00			
11:30			
12:00			
12:30			
13:00			
13:30			
14:00			
14:30			
15:00			
15:30			
16:00			
16:30			
17:00			
17:30			
18:00			
18:30			
19:00			
19:30			
20:00			
20:30			
21:00			
21:30			
22:00			
22:30			
23:00			
23:30			

WHAT I AM GRATEFUL FOR		STEPS	TO DO TOMORROW
1.			
2.		CALORIES	
3.			
4.		DISTANCE	
5.			
6.			
7.		OTHER	
8.			
9.			
10.			

14 March

	WHAT I DID	WHAT I ATE AND DRANK	TO DO/APPOINTMENTS
5:00			
5:30			
6:00			
6:30			
7:00			
7:30			
8:00			
8:30			
9:00			
9:30			
10:00			
10:30			
11:00			
11:30			
12:00			
12:30			
13:00			
13:30			
14:00			
14:30			
15:00			
15:30			
16:00			
16:30			
17:00			
17:30			
18:00			
18:30			
19:00			
19:30			
20:00			
20:30			
21:00			
21:30			
22:00			
22:30			
23:00			
23:30			

WHAT I AM GRATEFUL FOR		STEPS	TO DO TOMORROW
1.			
2.		CALORIES	
3.			
4.		DISTANCE	
5.			
6.			
7.		OTHER	
8.			
9.			
10.			

15 March

	WHAT I DID	WHAT I ATE AND DRANK	TO DO/APPOINTMENTS
5:00			
5:30			
6:00			
6:30			
7:00			
7:30			
8:00			
8:30			
9:00			
9:30			
10:00			
10:30			
11:00			
11:30			
12:00			
12:30			
13:00			
13:30			
14:00			
14:30			
15:00			
15:30			
16:00			
16:30			
17:00			
17:30			
18:00			
18:30			
19:00			
19:30			
20:00			
20:30			
21:00			
21:30			
22:00			
22:30			
23:00			
23:30			

WHAT I AM GRATEFUL FOR		STEPS	TO DO TOMORROW
1.			
2.		CALORIES	
3.			
4.		DISTANCE	
5.			
6.			
7.		OTHER	
8.			
9.			
10.			

16 March

	WHAT I DID	WHAT I ATE AND DRANK	TO DO/APPOINTMENTS
5:00			
5:30			
6:00			
6:30			
7:00			
7:30			
8:00			
8:30			
9:00			
9:30			
10:00			
10:30			
11:00			
11:30			
12:00			
12:30			
13:00			
13:30			
14:00			
14:30			
15:00			
15:30			
16:00			
16:30			
17:00			
17:30			
18:00			
18:30			
19:00			
19:30			
20:00			
20:30			
21:00			
21:30			
22:00			
22:30			
23:00			
23:30			

WHAT I AM GRATEFUL FOR		STEPS	TO DO TOMORROW
1.			
2.		CALORIES	
3.			
4.		DISTANCE	
5.			
6.			
7.		OTHER	
8.			
9.			
10.			

17 March

	WHAT I DID	WHAT I ATE AND DRANK	TO DO/APPOINTMENTS
5:00			
5:30			
6:00			
6:30			
7:00			
7:30			
8:00			
8:30			
9:00			
9:30			
10:00			
10:30			
11:00			
11:30			
12:00			
12:30			
13:00			
13:30			
14:00			
14:30			
15:00			
15:30			
16:00			
16:30			
17:00			
17:30			
18:00			
18:30			
19:00			
19:30			
20:00			
20:30			
21:00			
21:30			
22:00			
22:30			
23:00			
23:30			

WHAT I AM GRATEFUL FOR		STEPS	TO DO TOMORROW
1.			
2.		CALORIES	
3.			
4.		DISTANCE	
5.			
6.			
7.		OTHER	
8.			
9.			
10.			

18 March

Time	WHAT I DID	WHAT I ATE AND DRANK	TO DO/APPOINTMENTS
5:00			
5:30			
6:00			
6:30			
7:00			
7:30			
8:00			
8:30			
9:00			
9:30			
10:00			
10:30			
11:00			
11:30			
12:00			
12:30			
13:00			
13:30			
14:00			
14:30			
15:00			
15:30			
16:00			
16:30			
17:00			
17:30			
18:00			
18:30			
19:00			
19:30			
20:00			
20:30			
21:00			
21:30			
22:00			
22:30			
23:00			
23:30			

WHAT I AM GRATEFUL FOR		
1.	STEPS	TO DO TOMORROW
2.	CALORIES	
3.		
4.	DISTANCE	
5.		
6.		
7.	OTHER	
8.		
9.		
10.		

19 March

	WHAT I DID	WHAT I ATE AND DRANK	TO DO/APPOINTMENTS
5:00			
5:30			
6:00			
6:30			
7:00			
7:30			
8:00			
8:30			
9:00			
9:30			
10:00			
10:30			
11:00			
11:30			
12:00			
12:30			
13:00			
13:30			
14:00			
14:30			
15:00			
15:30			
16:00			
16:30			
17:00			
17:30			
18:00			
18:30			
19:00			
19:30			
20:00			
20:30			
21:00			
21:30			
22:00			
22:30			
23:00			
23:30			

WHAT I AM GRATEFUL FOR		STEPS	TO DO TOMORROW
1.			
2.		CALORIES	
3.			
4.		DISTANCE	
5.			
6.			
7.		OTHER	
8.			
9.			
10.			

20 March

	WHAT I DID	WHAT I ATE AND DRANK	TO DO/APPOINTMENTS
5:00			
5:30			
6:00			
6:30			
7:00			
7:30			
8:00			
8:30			
9:00			
9:30			
10:00			
10:30			
11:00			
11:30			
12:00			
12:30			
13:00			
13:30			
14:00			
14:30			
15:00			
15:30			
16:00			
16:30			
17:00			
17:30			
18:00			
18:30			
19:00			
19:30			
20:00			
20:30			
21:00			
21:30			
22:00			
22:30			
23:00			
23:30			

WHAT I AM GRATEFUL FOR		STEPS	TO DO TOMORROW
1.			
2.		CALORIES	
3.			
4.		DISTANCE	
5.			
6.			
7.		OTHER	
8.			
9.			
10.			

21 March

	WHAT I DID	WHAT I ATE AND DRANK	TO DO/APPOINTMENTS
5:00			
5:30			
6:00			
6:30			
7:00			
7:30			
8:00			
8:30			
9:00			
9:30			
10:00			
10:30			
11:00			
11:30			
12:00			
12:30			
13:00			
13:30			
14:00			
14:30			
15:00			
15:30			
16:00			
16:30			
17:00			
17:30			
18:00			
18:30			
19:00			
19:30			
20:00			
20:30			
21:00			
21:30			
22:00			
22:30			
23:00			
23:30			

WHAT I AM GRATEFUL FOR		STEPS	TO DO TOMORROW
1.			
2.		CALORIES	
3.			
4.		DISTANCE	
5.			
6.			
7.		OTHER	
8.			
9.			
10.			

22 March

	WHAT I DID	WHAT I ATE AND DRANK	TO DO/APPOINTMENTS
5:00			
5:30			
6:00			
6:30			
7:00			
7:30			
8:00			
8:30			
9:00			
9:30			
10:00			
10:30			
11:00			
11:30			
12:00			
12:30			
13:00			
13:30			
14:00			
14:30			
15:00			
15:30			
16:00			
16:30			
17:00			
17:30			
18:00			
18:30			
19:00			
19:30			
20:00			
20:30			
21:00			
21:30			
22:00			
22:30			
23:00			
23:30			

WHAT I AM GRATEFUL FOR		STEPS	TO DO TOMORROW
1.			
2.		CALORIES	
3.			
4.		DISTANCE	
5.			
6.			
7.		OTHER	
8.			
9.			
10.			

23 March

	WHAT I DID	WHAT I ATE AND DRANK	TO DO/APPOINTMENTS
5:00			
5:30			
6:00			
6:30			
7:00			
7:30			
8:00			
8:30			
9:00			
9:30			
10:00			
10:30			
11:00			
11:30			
12:00			
12:30			
13:00			
13:30			
14:00			
14:30			
15:00			
15:30			
16:00			
16:30			
17:00			
17:30			
18:00			
18:30			
19:00			
19:30			
20:00			
20:30			
21:00			
21:30			
22:00			
22:30			
23:00			
23:30			

WHAT I AM GRATEFUL FOR		STEPS	TO DO TOMORROW
1.			
2.		CALORIES	
3.			
4.		DISTANCE	
5.			
6.			
7.		OTHER	
8.			
9.			
10.			

24 March

	WHAT I DID	WHAT I ATE AND DRANK	TO DO/APPOINTMENTS
5:00			
5:30			
6:00			
6:30			
7:00			
7:30			
8:00			
8:30			
9:00			
9:30			
10:00			
10:30			
11:00			
11:30			
12:00			
12:30			
13:00			
13:30			
14:00			
14:30			
15:00			
15:30			
16:00			
16:30			
17:00			
17:30			
18:00			
18:30			
19:00			
19:30			
20:00			
20:30			
21:00			
21:30			
22:00			
22:30			
23:00			
23:30			

WHAT I AM GRATEFUL FOR		STEPS	TO DO TOMORROW
1.			
2.		CALORIES	
3.			
4.		DISTANCE	
5.			
6.			
7.		OTHER	
8.			
9.			
10.			

25 March

	WHAT I DID	WHAT I ATE AND DRANK	TO DO/APPOINTMENTS
5:00			
5:30			
6:00			
6:30			
7:00			
7:30			
8:00			
8:30			
9:00			
9:30			
10:00			
10:30			
11:00			
11:30			
12:00			
12:30			
13:00			
13:30			
14:00			
14:30			
15:00			
15:30			
16:00			
16:30			
17:00			
17:30			
18:00			
18:30			
19:00			
19:30			
20:00			
20:30			
21:00			
21:30			
22:00			
22:30			
23:00			
23:30			

WHAT I AM GRATEFUL FOR		STEPS	TO DO TOMORROW
1.			
2.		CALORIES	
3.			
4.		DISTANCE	
5.			
6.			
7.		OTHER	
8.			
9.			
10.			

26 March

	WHAT I DID	WHAT I ATE AND DRANK	TO DO/APPOINTMENTS
5:00			
5:30			
6:00			
6:30			
7:00			
7:30			
8:00			
8:30			
9:00			
9:30			
10:00			
10:30			
11:00			
11:30			
12:00			
12:30			
13:00			
13:30			
14:00			
14:30			
15:00			
15:30			
16:00			
16:30			
17:00			
17:30			
18:00			
18:30			
19:00			
19:30			
20:00			
20:30			
21:00			
21:30			
22:00			
22:30			
23:00			
23:30			

WHAT I AM GRATEFUL FOR		STEPS	TO DO TOMORROW
1.			
2.		CALORIES	
3.			
4.		DISTANCE	
5.			
6.			
7.		OTHER	
8.			
9.			
10.			

27 March

	WHAT I DID	WHAT I ATE AND DRANK	TO DO/APPOINTMENTS
5:00			
5:30			
6:00			
6:30			
7:00			
7:30			
8:00			
8:30			
9:00			
9:30			
10:00			
10:30			
11:00			
11:30			
12:00			
12:30			
13:00			
13:30			
14:00			
14:30			
15:00			
15:30			
16:00			
16:30			
17:00			
17:30			
18:00			
18:30			
19:00			
19:30			
20:00			
20:30			
21:00			
21:30			
22:00			
22:30			
23:00			
23:30			

WHAT I AM GRATEFUL FOR		STEPS	TO DO TOMORROW
1.			
2.		CALORIES	
3.			
4.		DISTANCE	
5.			
6.			
7.		OTHER	
8.			
9.			
10.			

28 March

	WHAT I DID	WHAT I ATE AND DRANK	TO DO/APPOINTMENTS
5:00			
5:30			
6:00			
6:30			
7:00			
7:30			
8:00			
8:30			
9:00			
9:30			
10:00			
10:30			
11:00			
11:30			
12:00			
12:30			
13:00			
13:30			
14:00			
14:30			
15:00			
15:30			
16:00			
16:30			
17:00			
17:30			
18:00			
18:30			
19:00			
19:30			
20:00			
20:30			
21:00			
21:30			
22:00			
22:30			
23:00			
23:30			

WHAT I AM GRATEFUL FOR		STEPS	TO DO TOMORROW
1.			
2.		CALORIES	
3.			
4.		DISTANCE	
5.			
6.			
7.		OTHER	
8.			
9.			
10.			

29 March

	WHAT I DID	WHAT I ATE AND DRANK	TO DO/APPOINTMENTS
5:00			
5:30			
6:00			
6:30			
7:00			
7:30			
8:00			
8:30			
9:00			
9:30			
10:00			
10:30			
11:00			
11:30			
12:00			
12:30			
13:00			
13:30			
14:00			
14:30			
15:00			
15:30			
16:00			
16:30			
17:00			
17:30			
18:00			
18:30			
19:00			
19:30			
20:00			
20:30			
21:00			
21:30			
22:00			
22:30			
23:00			
23:30			

WHAT I AM GRATEFUL FOR		STEPS	TO DO TOMORROW
1.			
2.		CALORIES	
3.			
4.		DISTANCE	
5.			
6.			
7.		OTHER	
8.			
9.			
10.			

30 March

	WHAT I DID	WHAT I ATE AND DRANK	TO DO/APPOINTMENTS
5:00			
5:30			
6:00			
6:30			
7:00			
7:30			
8:00			
8:30			
9:00			
9:30			
10:00			
10:30			
11:00			
11:30			
12:00			
12:30			
13:00			
13:30			
14:00			
14:30			
15:00			
15:30			
16:00			
16:30			
17:00			
17:30			
18:00			
18:30			
19:00			
19:30			
20:00			
20:30			
21:00			
21:30			
22:00			
22:30			
23:00			
23:30			

WHAT I AM GRATEFUL FOR		STEPS	TO DO TOMORROW
1.			
2.		CALORIES	
3.			
4.		DISTANCE	
5.			
6.			
7.		OTHER	
8.			
9.			
10.			

31 March

	WHAT I DID	WHAT I ATE AND DRANK	TO DO/APPOINTMENTS
5:00			
5:30			
6:00			
6:30			
7:00			
7:30			
8:00			
8:30			
9:00			
9:30			
10:00			
10:30			
11:00			
11:30			
12:00			
12:30			
13:00			
13:30			
14:00			
14:30			
15:00			
15:30			
16:00			
16:30			
17:00			
17:30			
18:00			
18:30			
19:00			
19:30			
20:00			
20:30			
21:00			
21:30			
22:00			
22:30			
23:00			
23:30			

WHAT I AM GRATEFUL FOR		STEPS	TO DO TOMORROW
1.			
2.		CALORIES	
3.			
4.		DISTANCE	
5.			
6.			
7.		OTHER	
8.			
9.			
10.			

April--Monthly Goals

Week 1	Week 2	Week 3	Week 4	Week 5

1 April

	WHAT I DID	WHAT I ATE AND DRANK	TO DO/APPOINTMENTS
5:00			
5:30			
6:00			
6:30			
7:00			
7:30			
8:00			
8:30			
9:00			
9:30			
10:00			
10:30			
11:00			
11:30			
12:00			
12:30			
13:00			
13:30			
14:00			
14:30			
15:00			
15:30			
16:00			
16:30			
17:00			
17:30			
18:00			
18:30			
19:00			
19:30			
20:00			
20:30			
21:00			
21:30			
22:00			
22:30			
23:00			
23:30			

WHAT I AM GRATEFUL FOR		STEPS	TO DO TOMORROW
1.			
2.		CALORIES	
3.			
4.		DISTANCE	
5.			
6.			
7.		OTHER	
8.			
9.			
10.			

2 April

	WHAT I DID	WHAT I ATE AND DRANK	TO DO/APPOINTMENTS
5:00			
5:30			
6:00			
6:30			
7:00			
7:30			
8:00			
8:30			
9:00			
9:30			
10:00			
10:30			
11:00			
11:30			
12:00			
12:30			
13:00			
13:30			
14:00			
14:30			
15:00			
15:30			
16:00			
16:30			
17:00			
17:30			
18:00			
18:30			
19:00			
19:30			
20:00			
20:30			
21:00			
21:30			
22:00			
22:30			
23:00			
23:30			

WHAT I AM GRATEFUL FOR		STEPS	TO DO TOMORROW
1.			
2.		CALORIES	
3.			
4.		DISTANCE	
5.			
6.			
7.		OTHER	
8.			
9.			
10.			

3 April

	WHAT I DID	WHAT I ATE AND DRANK	TO DO/APPOINTMENTS
5:00			
5:30			
6:00			
6:30			
7:00			
7:30			
8:00			
8:30			
9:00			
9:30			
10:00			
10:30			
11:00			
11:30			
12:00			
12:30			
13:00			
13:30			
14:00			
14:30			
15:00			
15:30			
16:00			
16:30			
17:00			
17:30			
18:00			
18:30			
19:00			
19:30			
20:00			
20:30			
21:00			
21:30			
22:00			
22:30			
23:00			
23:30			

WHAT I AM GRATEFUL FOR		STEPS	TO DO TOMORROW
1.			
2.		CALORIES	
3.			
4.		DISTANCE	
5.			
6.			
7.		OTHER	
8.			
9.			
10.			

4 April

	WHAT I DID	WHAT I ATE AND DRANK	TO DO/APPOINTMENTS
5:00			
5:30			
6:00			
6:30			
7:00			
7:30			
8:00			
8:30			
9:00			
9:30			
10:00			
10:30			
11:00			
11:30			
12:00			
12:30			
13:00			
13:30			
14:00			
14:30			
15:00			
15:30			
16:00			
16:30			
17:00			
17:30			
18:00			
18:30			
19:00			
19:30			
20:00			
20:30			
21:00			
21:30			
22:00			
22:30			
23:00			
23:30			

WHAT I AM GRATEFUL FOR		STEPS	TO DO TOMORROW
1.			
2.		CALORIES	
3.			
4.		DISTANCE	
5.			
6.			
7.		OTHER	
8.			
9.			
10.			

5 April

	WHAT I DID	WHAT I ATE AND DRANK	TO DO/APPOINTMENTS
5:00			
5:30			
6:00			
6:30			
7:00			
7:30			
8:00			
8:30			
9:00			
9:30			
10:00			
10:30			
11:00			
11:30			
12:00			
12:30			
13:00			
13:30			
14:00			
14:30			
15:00			
15:30			
16:00			
16:30			
17:00			
17:30			
18:00			
18:30			
19:00			
19:30			
20:00			
20:30			
21:00			
21:30			
22:00			
22:30			
23:00			
23:30			

WHAT I AM GRATEFUL FOR		STEPS	TO DO TOMORROW
1.			
2.		CALORIES	
3.			
4.		DISTANCE	
5.			
6.			
7.		OTHER	
8.			
9.			
10.			

6 April

	WHAT I DID	WHAT I ATE AND DRANK	TO DO/APPOINTMENTS
5:00			
5:30			
6:00			
6:30			
7:00			
7:30			
8:00			
8:30			
9:00			
9:30			
10:00			
10:30			
11:00			
11:30			
12:00			
12:30			
13:00			
13:30			
14:00			
14:30			
15:00			
15:30			
16:00			
16:30			
17:00			
17:30			
18:00			
18:30			
19:00			
19:30			
20:00			
20:30			
21:00			
21:30			
22:00			
22:30			
23:00			
23:30			

WHAT I AM GRATEFUL FOR		STEPS	TO DO TOMORROW
1.			
2.		CALORIES	
3.			
4.		DISTANCE	
5.			
6.			
7.		OTHER	
8.			
9.			
10.			

7 April

	WHAT I DID	WHAT I ATE AND DRANK	TO DO/APPOINTMENTS
5:00			
5:30			
6:00			
6:30			
7:00			
7:30			
8:00			
8:30			
9:00			
9:30			
10:00			
10:30			
11:00			
11:30			
12:00			
12:30			
13:00			
13:30			
14:00			
14:30			
15:00			
15:30			
16:00			
16:30			
17:00			
17:30			
18:00			
18:30			
19:00			
19:30			
20:00			
20:30			
21:00			
21:30			
22:00			
22:30			
23:00			
23:30			

WHAT I AM GRATEFUL FOR		STEPS	TO DO TOMORROW
1.			
2.		CALORIES	
3.			
4.		DISTANCE	
5.			
6.			
7.		OTHER	
8.			
9.			
10.			

8 April

	WHAT I DID	WHAT I ATE AND DRANK	TO DO/APPOINTMENTS
5:00			
5:30			
6:00			
6:30			
7:00			
7:30			
8:00			
8:30			
9:00			
9:30			
10:00			
10:30			
11:00			
11:30			
12:00			
12:30			
13:00			
13:30			
14:00			
14:30			
15:00			
15:30			
16:00			
16:30			
17:00			
17:30			
18:00			
18:30			
19:00			
19:30			
20:00			
20:30			
21:00			
21:30			
22:00			
22:30			
23:00			
23:30			

WHAT I AM GRATEFUL FOR		STEPS	TO DO TOMORROW
1.			
2.		CALORIES	
3.			
4.		DISTANCE	
5.			
6.			
7.		OTHER	
8.			
9.			
10.			

9 April

	WHAT I DID	WHAT I ATE AND DRANK	TO DO/APPOINTMENTS
5:00			
5:30			
6:00			
6:30			
7:00			
7:30			
8:00			
8:30			
9:00			
9:30			
10:00			
10:30			
11:00			
11:30			
12:00			
12:30			
13:00			
13:30			
14:00			
14:30			
15:00			
15:30			
16:00			
16:30			
17:00			
17:30			
18:00			
18:30			
19:00			
19:30			
20:00			
20:30			
21:00			
21:30			
22:00			
22:30			
23:00			
23:30			

WHAT I AM GRATEFUL FOR		STEPS	TO DO TOMORROW
1.			
2.		CALORIES	
3.			
4.		DISTANCE	
5.			
6.			
7.		OTHER	
8.			
9.			
10.			

10 April

	WHAT I DID	WHAT I ATE AND DRANK	TO DO/APPOINTMENTS
5:00			
5:30			
6:00			
6:30			
7:00			
7:30			
8:00			
8:30			
9:00			
9:30			
10:00			
10:30			
11:00			
11:30			
12:00			
12:30			
13:00			
13:30			
14:00			
14:30			
15:00			
15:30			
16:00			
16:30			
17:00			
17:30			
18:00			
18:30			
19:00			
19:30			
20:00			
20:30			
21:00			
21:30			
22:00			
22:30			
23:00			
23:30			

WHAT I AM GRATEFUL FOR		STEPS	TO DO TOMORROW
1.			
2.		CALORIES	
3.			
4.		DISTANCE	
5.			
6.			
7.		OTHER	
8.			
9.			
10.			

11 April

	WHAT I DID	WHAT I ATE AND DRANK	TO DO/APPOINTMENTS
5:00			
5:30			
6:00			
6:30			
7:00			
7:30			
8:00			
8:30			
9:00			
9:30			
10:00			
10:30			
11:00			
11:30			
12:00			
12:30			
13:00			
13:30			
14:00			
14:30			
15:00			
15:30			
16:00			
16:30			
17:00			
17:30			
18:00			
18:30			
19:00			
19:30			
20:00			
20:30			
21:00			
21:30			
22:00			
22:30			
23:00			
23:30			

WHAT I AM GRATEFUL FOR		STEPS	TO DO TOMORROW
1.			
2.		CALORIES	
3.			
4.		DISTANCE	
5.			
6.			
7.		OTHER	
8.			
9.			
10.			

12 April

	WHAT I DID	WHAT I ATE AND DRANK	TO DO/APPOINTMENTS
5:00			
5:30			
6:00			
6:30			
7:00			
7:30			
8:00			
8:30			
9:00			
9:30			
10:00			
10:30			
11:00			
11:30			
12:00			
12:30			
13:00			
13:30			
14:00			
14:30			
15:00			
15:30			
16:00			
16:30			
17:00			
17:30			
18:00			
18:30			
19:00			
19:30			
20:00			
20:30			
21:00			
21:30			
22:00			
22:30			
23:00			
23:30			

WHAT I AM GRATEFUL FOR		STEPS	TO DO TOMORROW
1.			
2.		CALORIES	
3.			
4.		DISTANCE	
5.			
6.			
7.		OTHER	
8.			
9.			
10.			

13 April

	WHAT I DID	WHAT I ATE AND DRANK	TO DO/APPOINTMENTS
5:00			
5:30			
6:00			
6:30			
7:00			
7:30			
8:00			
8:30			
9:00			
9:30			
10:00			
10:30			
11:00			
11:30			
12:00			
12:30			
13:00			
13:30			
14:00			
14:30			
15:00			
15:30			
16:00			
16:30			
17:00			
17:30			
18:00			
18:30			
19:00			
19:30			
20:00			
20:30			
21:00			
21:30			
22:00			
22:30			
23:00			
23:30			

WHAT I AM GRATEFUL FOR		STEPS	TO DO TOMORROW
1.			
2.		CALORIES	
3.			
4.		DISTANCE	
5.			
6.			
7.		OTHER	
8.			
9.			
10.			

14 April

	WHAT I DID	WHAT I ATE AND DRANK	TO DO/APPOINTMENTS
5:00			
5:30			
6:00			
6:30			
7:00			
7:30			
8:00			
8:30			
9:00			
9:30			
10:00			
10:30			
11:00			
11:30			
12:00			
12:30			
13:00			
13:30			
14:00			
14:30			
15:00			
15:30			
16:00			
16:30			
17:00			
17:30			
18:00			
18:30			
19:00			
19:30			
20:00			
20:30			
21:00			
21:30			
22:00			
22:30			
23:00			
23:30			

WHAT I AM GRATEFUL FOR		STEPS	TO DO TOMORROW
1.			
2.		CALORIES	
3.			
4.		DISTANCE	
5.			
6.			
7.		OTHER	
8.			
9.			
10.			

15 April

	WHAT I DID	WHAT I ATE AND DRANK	TO DO/APPOINTMENTS
5:00			
5:30			
6:00			
6:30			
7:00			
7:30			
8:00			
8:30			
9:00			
9:30			
10:00			
10:30			
11:00			
11:30			
12:00			
12:30			
13:00			
13:30			
14:00			
14:30			
15:00			
15:30			
16:00			
16:30			
17:00			
17:30			
18:00			
18:30			
19:00			
19:30			
20:00			
20:30			
21:00			
21:30			
22:00			
22:30			
23:00			
23:30			

WHAT I AM GRATEFUL FOR		STEPS	TO DO TOMORROW
1.			
2.		CALORIES	
3.			
4.		DISTANCE	
5.			
6.			
7.		OTHER	
8.			
9.			
10.			

16 April

	WHAT I DID	WHAT I ATE AND DRANK	TO DO/APPOINTMENTS
5:00			
5:30			
6:00			
6:30			
7:00			
7:30			
8:00			
8:30			
9:00			
9:30			
10:00			
10:30			
11:00			
11:30			
12:00			
12:30			
13:00			
13:30			
14:00			
14:30			
15:00			
15:30			
16:00			
16:30			
17:00			
17:30			
18:00			
18:30			
19:00			
19:30			
20:00			
20:30			
21:00			
21:30			
22:00			
22:30			
23:00			
23:30			

WHAT I AM GRATEFUL FOR		STEPS	TO DO TOMORROW
1.			
2.		CALORIES	
3.			
4.		DISTANCE	
5.			
6.			
7.		OTHER	
8.			
9.			
10.			

17 April

	WHAT I DID	WHAT I ATE AND DRANK	TO DO/APPOINTMENTS
5:00			
5:30			
6:00			
6:30			
7:00			
7:30			
8:00			
8:30			
9:00			
9:30			
10:00			
10:30			
11:00			
11:30			
12:00			
12:30			
13:00			
13:30			
14:00			
14:30			
15:00			
15:30			
16:00			
16:30			
17:00			
17:30			
18:00			
18:30			
19:00			
19:30			
20:00			
20:30			
21:00			
21:30			
22:00			
22:30			
23:00			
23:30			

WHAT I AM GRATEFUL FOR			TO DO TOMORROW
1.		STEPS	
2.		CALORIES	
3.			
4.		DISTANCE	
5.			
6.			
7.		OTHER	
8.			
9.			
10.			

18 April

	WHAT I DID	WHAT I ATE AND DRANK	TO DO/APPOINTMENTS
5:00			
5:30			
6:00			
6:30			
7:00			
7:30			
8:00			
8:30			
9:00			
9:30			
10:00			
10:30			
11:00			
11:30			
12:00			
12:30			
13:00			
13:30			
14:00			
14:30			
15:00			
15:30			
16:00			
16:30			
17:00			
17:30			
18:00			
18:30			
19:00			
19:30			
20:00			
20:30			
21:00			
21:30			
22:00			
22:30			
23:00			
23:30			

WHAT I AM GRATEFUL FOR			
1.		STEPS	TO DO TOMORROW
2.		CALORIES	
3.			
4.		DISTANCE	
5.			
6.			
7.		OTHER	
8.			
9.			
10.			

19 April

	WHAT I DID	WHAT I ATE AND DRANK	TO DO/APPOINTMENTS
5:00			
5:30			
6:00			
6:30			
7:00			
7:30			
8:00			
8:30			
9:00			
9:30			
10:00			
10:30			
11:00			
11:30			
12:00			
12:30			
13:00			
13:30			
14:00			
14:30			
15:00			
15:30			
16:00			
16:30			
17:00			
17:30			
18:00			
18:30			
19:00			
19:30			
20:00			
20:30			
21:00			
21:30			
22:00			
22:30			
23:00			
23:30			

WHAT I AM GRATEFUL FOR		STEPS	TO DO TOMORROW
1.			
2.		CALORIES	
3.			
4.		DISTANCE	
5.			
6.			
7.		OTHER	
8.			
9.			
10.			

20 April

	WHAT I DID	WHAT I ATE AND DRANK	TO DO/APPOINTMENTS
5:00			
5:30			
6:00			
6:30			
7:00			
7:30			
8:00			
8:30			
9:00			
9:30			
10:00			
10:30			
11:00			
11:30			
12:00			
12:30			
13:00			
13:30			
14:00			
14:30			
15:00			
15:30			
16:00			
16:30			
17:00			
17:30			
18:00			
18:30			
19:00			
19:30			
20:00			
20:30			
21:00			
21:30			
22:00			
22:30			
23:00			
23:30			

WHAT I AM GRATEFUL FOR		STEPS	TO DO TOMORROW
1.			
2.		CALORIES	
3.			
4.		DISTANCE	
5.			
6.			
7.		OTHER	
8.			
9.			
10.			

21 April

	WHAT I DID	WHAT I ATE AND DRANK	TO DO/APPOINTMENTS
5:00			
5:30			
6:00			
6:30			
7:00			
7:30			
8:00			
8:30			
9:00			
9:30			
10:00			
10:30			
11:00			
11:30			
12:00			
12:30			
13:00			
13:30			
14:00			
14:30			
15:00			
15:30			
16:00			
16:30			
17:00			
17:30			
18:00			
18:30			
19:00			
19:30			
20:00			
20:30			
21:00			
21:30			
22:00			
22:30			
23:00			
23:30			

WHAT I AM GRATEFUL FOR		STEPS	TO DO TOMORROW
1.			
2.		CALORIES	
3.			
4.		DISTANCE	
5.			
6.			
7.		OTHER	
8.			
9.			
10.			

22 April

	WHAT I DID	WHAT I ATE AND DRANK	TO DO/APPOINTMENTS
5:00			
5:30			
6:00			
6:30			
7:00			
7:30			
8:00			
8:30			
9:00			
9:30			
10:00			
10:30			
11:00			
11:30			
12:00			
12:30			
13:00			
13:30			
14:00			
14:30			
15:00			
15:30			
16:00			
16:30			
17:00			
17:30			
18:00			
18:30			
19:00			
19:30			
20:00			
20:30			
21:00			
21:30			
22:00			
22:30			
23:00			
23:30			

WHAT I AM GRATEFUL FOR		STEPS	TO DO TOMORROW
1.			
2.		CALORIES	
3.			
4.		DISTANCE	
5.			
6.			
7.		OTHER	
8.			
9.			
10.			

23 April

	WHAT I DID	WHAT I ATE AND DRANK	TO DO/APPOINTMENTS
5:00			
5:30			
6:00			
6:30			
7:00			
7:30			
8:00			
8:30			
9:00			
9:30			
10:00			
10:30			
11:00			
11:30			
12:00			
12:30			
13:00			
13:30			
14:00			
14:30			
15:00			
15:30			
16:00			
16:30			
17:00			
17:30			
18:00			
18:30			
19:00			
19:30			
20:00			
20:30			
21:00			
21:30			
22:00			
22:30			
23:00			
23:30			

WHAT I AM GRATEFUL FOR		STEPS	TO DO TOMORROW
1.			
2.		CALORIES	
3.			
4.		DISTANCE	
5.			
6.			
7.		OTHER	
8.			
9.			
10.			

24 April

	WHAT I DID	WHAT I ATE AND DRANK	TO DO/APPOINTMENTS
5:00			
5:30			
6:00			
6:30			
7:00			
7:30			
8:00			
8:30			
9:00			
9:30			
10:00			
10:30			
11:00			
11:30			
12:00			
12:30			
13:00			
13:30			
14:00			
14:30			
15:00			
15:30			
16:00			
16:30			
17:00			
17:30			
18:00			
18:30			
19:00			
19:30			
20:00			
20:30			
21:00			
21:30			
22:00			
22:30			
23:00			
23:30			

WHAT I AM GRATEFUL FOR		
1.	STEPS	TO DO TOMORROW
2.	CALORIES	
3.		
4.	DISTANCE	
5.		
6.		
7.	OTHER	
8.		
9.		
10.		

25 April

	WHAT I DID	WHAT I ATE AND DRANK	TO DO/APPOINTMENTS
5:00			
5:30			
6:00			
6:30			
7:00			
7:30			
8:00			
8:30			
9:00			
9:30			
10:00			
10:30			
11:00			
11:30			
12:00			
12:30			
13:00			
13:30			
14:00			
14:30			
15:00			
15:30			
16:00			
16:30			
17:00			
17:30			
18:00			
18:30			
19:00			
19:30			
20:00			
20:30			
21:00			
21:30			
22:00			
22:30			
23:00			
23:30			

WHAT I AM GRATEFUL FOR		STEPS	TO DO TOMORROW
1.			
2.		CALORIES	
3.			
4.		DISTANCE	
5.			
6.			
7.		OTHER	
8.			
9.			
10.			

26 April

	WHAT I DID	WHAT I ATE AND DRANK	TO DO/APPOINTMENTS
5:00			
5:30			
6:00			
6:30			
7:00			
7:30			
8:00			
8:30			
9:00			
9:30			
10:00			
10:30			
11:00			
11:30			
12:00			
12:30			
13:00			
13:30			
14:00			
14:30			
15:00			
15:30			
16:00			
16:30			
17:00			
17:30			
18:00			
18:30			
19:00			
19:30			
20:00			
20:30			
21:00			
21:30			
22:00			
22:30			
23:00			
23:30			

WHAT I AM GRATEFUL FOR		STEPS	TO DO TOMORROW
1.			
2.		CALORIES	
3.			
4.		DISTANCE	
5.			
6.			
7.		OTHER	
8.			
9.			
10.			

27 April

	WHAT I DID	WHAT I ATE AND DRANK	TO DO/APPOINTMENTS
5:00			
5:30			
6:00			
6:30			
7:00			
7:30			
8:00			
8:30			
9:00			
9:30			
10:00			
10:30			
11:00			
11:30			
12:00			
12:30			
13:00			
13:30			
14:00			
14:30			
15:00			
15:30			
16:00			
16:30			
17:00			
17:30			
18:00			
18:30			
19:00			
19:30			
20:00			
20:30			
21:00			
21:30			
22:00			
22:30			
23:00			
23:30			

WHAT I AM GRATEFUL FOR		STEPS	TO DO TOMORROW
1.			
2.		CALORIES	
3.			
4.		DISTANCE	
5.			
6.			
7.		OTHER	
8.			
9.			
10.			

28 April

Time	WHAT I DID	WHAT I ATE AND DRANK	TO DO/APPOINTMENTS
5:00			
5:30			
6:00			
6:30			
7:00			
7:30			
8:00			
8:30			
9:00			
9:30			
10:00			
10:30			
11:00			
11:30			
12:00			
12:30			
13:00			
13:30			
14:00			
14:30			
15:00			
15:30			
16:00			
16:30			
17:00			
17:30			
18:00			
18:30			
19:00			
19:30			
20:00			
20:30			
21:00			
21:30			
22:00			
22:30			
23:00			
23:30			

WHAT I AM GRATEFUL FOR		STEPS	TO DO TOMORROW
1.			
2.		CALORIES	
3.			
4.		DISTANCE	
5.			
6.			
7.		OTHER	
8.			
9.			
10.			

29 April

	WHAT I DID	WHAT I ATE AND DRANK	TO DO/APPOINTMENTS
5:00			
5:30			
6:00			
6:30			
7:00			
7:30			
8:00			
8:30			
9:00			
9:30			
10:00			
10:30			
11:00			
11:30			
12:00			
12:30			
13:00			
13:30			
14:00			
14:30			
15:00			
15:30			
16:00			
16:30			
17:00			
17:30			
18:00			
18:30			
19:00			
19:30			
20:00			
20:30			
21:00			
21:30			
22:00			
22:30			
23:00			
23:30			

WHAT I AM GRATEFUL FOR		STEPS	TO DO TOMORROW
1.			
2.		CALORIES	
3.			
4.		DISTANCE	
5.			
6.			
7.		OTHER	
8.			
9.			
10.			

30 April

	WHAT I DID	WHAT I ATE AND DRANK	TO DO/APPOINTMENTS
5:00			
5:30			
6:00			
6:30			
7:00			
7:30			
8:00			
8:30			
9:00			
9:30			
10:00			
10:30			
11:00			
11:30			
12:00			
12:30			
13:00			
13:30			
14:00			
14:30			
15:00			
15:30			
16:00			
16:30			
17:00			
17:30			
18:00			
18:30			
19:00			
19:30			
20:00			
20:30			
21:00			
21:30			
22:00			
22:30			
23:00			
23:30			

WHAT I AM GRATEFUL FOR		STEPS	TO DO TOMORROW
1.			
2.		CALORIES	
3.			
4.		DISTANCE	
5.			
6.			
7.		OTHER	
8.			
9.			
10.			

May--Monthly Goals

Week 1	Week 2	Week 3	Week 4	Week 5

1 May

	WHAT I DID	WHAT I ATE AND DRANK	TO DO/APPOINTMENTS
5:00			
5:30			
6:00			
6:30			
7:00			
7:30			
8:00			
8:30			
9:00			
9:30			
10:00			
10:30			
11:00			
11:30			
12:00			
12:30			
13:00			
13:30			
14:00			
14:30			
15:00			
15:30			
16:00			
16:30			
17:00			
17:30			
18:00			
18:30			
19:00			
19:30			
20:00			
20:30			
21:00			
21:30			
22:00			
22:30			
23:00			
23:30			

WHAT I AM GRATEFUL FOR	STEPS	TO DO TOMORROW
1.		
2.	CALORIES	
3.		
4.	DISTANCE	
5.		
6.		
7.	OTHER	
8.		
9.		
10.		

2 May

	WHAT I DID	WHAT I ATE AND DRANK	TO DO/APPOINTMENTS
5:00			
5:30			
6:00			
6:30			
7:00			
7:30			
8:00			
8:30			
9:00			
9:30			
10:00			
10:30			
11:00			
11:30			
12:00			
12:30			
13:00			
13:30			
14:00			
14:30			
15:00			
15:30			
16:00			
16:30			
17:00			
17:30			
18:00			
18:30			
19:00			
19:30			
20:00			
20:30			
21:00			
21:30			
22:00			
22:30			
23:00			
23:30			

WHAT I AM GRATEFUL FOR		STEPS	TO DO TOMORROW
1.			
2.		CALORIES	
3.			
4.		DISTANCE	
5.			
6.			
7.		OTHER	
8.			
9.			
10.			

3 May

	WHAT I DID	WHAT I ATE AND DRANK	TO DO/APPOINTMENTS
5:00			
5:30			
6:00			
6:30			
7:00			
7:30			
8:00			
8:30			
9:00			
9:30			
10:00			
10:30			
11:00			
11:30			
12:00			
12:30			
13:00			
13:30			
14:00			
14:30			
15:00			
15:30			
16:00			
16:30			
17:00			
17:30			
18:00			
18:30			
19:00			
19:30			
20:00			
20:30			
21:00			
21:30			
22:00			
22:30			
23:00			
23:30			

WHAT I AM GRATEFUL FOR		STEPS	TO DO TOMORROW
1.			
2.		CALORIES	
3.			
4.		DISTANCE	
5.			
6.			
7.		OTHER	
8.			
9.			
10.			

4 May

	WHAT I DID	WHAT I ATE AND DRANK	TO DO/APPOINTMENTS
5:00			
5:30			
6:00			
6:30			
7:00			
7:30			
8:00			
8:30			
9:00			
9:30			
10:00			
10:30			
11:00			
11:30			
12:00			
12:30			
13:00			
13:30			
14:00			
14:30			
15:00			
15:30			
16:00			
16:30			
17:00			
17:30			
18:00			
18:30			
19:00			
19:30			
20:00			
20:30			
21:00			
21:30			
22:00			
22:30			
23:00			
23:30			

WHAT I AM GRATEFUL FOR		STEPS	TO DO TOMORROW
1.			
2.		CALORIES	
3.			
4.		DISTANCE	
5.			
6.			
7.		OTHER	
8.			
9.			
10.			

5 May

	WHAT I DID	WHAT I ATE AND DRANK	TO DO/APPOINTMENTS
5:00			
5:30			
6:00			
6:30			
7:00			
7:30			
8:00			
8:30			
9:00			
9:30			
10:00			
10:30			
11:00			
11:30			
12:00			
12:30			
13:00			
13:30			
14:00			
14:30			
15:00			
15:30			
16:00			
16:30			
17:00			
17:30			
18:00			
18:30			
19:00			
19:30			
20:00			
20:30			
21:00			
21:30			
22:00			
22:30			
23:00			
23:30			

WHAT I AM GRATEFUL FOR		STEPS	TO DO TOMORROW
1.			
2.		CALORIES	
3.			
4.		DISTANCE	
5.			
6.			
7.		OTHER	
8.			
9.			
10.			

6 May

	WHAT I DID	WHAT I ATE AND DRANK	TO DO/APPOINTMENTS
5:00			
5:30			
6:00			
6:30			
7:00			
7:30			
8:00			
8:30			
9:00			
9:30			
10:00			
10:30			
11:00			
11:30			
12:00			
12:30			
13:00			
13:30			
14:00			
14:30			
15:00			
15:30			
16:00			
16:30			
17:00			
17:30			
18:00			
18:30			
19:00			
19:30			
20:00			
20:30			
21:00			
21:30			
22:00			
22:30			
23:00			
23:30			

WHAT I AM GRATEFUL FOR		STEPS	TO DO TOMORROW
1.			
2.		CALORIES	
3.			
4.		DISTANCE	
5.			
6.			
7.		OTHER	
8.			
9.			
10.			

7 May

	WHAT I DID	WHAT I ATE AND DRANK	TO DO/APPOINTMENTS
5:00			
5:30			
6:00			
6:30			
7:00			
7:30			
8:00			
8:30			
9:00			
9:30			
10:00			
10:30			
11:00			
11:30			
12:00			
12:30			
13:00			
13:30			
14:00			
14:30			
15:00			
15:30			
16:00			
16:30			
17:00			
17:30			
18:00			
18:30			
19:00			
19:30			
20:00			
20:30			
21:00			
21:30			
22:00			
22:30			
23:00			
23:30			

WHAT I AM GRATEFUL FOR		STEPS	TO DO TOMORROW
1.			
2.		CALORIES	
3.			
4.		DISTANCE	
5.			
6.			
7.		OTHER	
8.			
9.			
10.			

8 May

	WHAT I DID	WHAT I ATE AND DRANK	TO DO/APPOINTMENTS
5:00			
5:30			
6:00			
6:30			
7:00			
7:30			
8:00			
8:30			
9:00			
9:30			
10:00			
10:30			
11:00			
11:30			
12:00			
12:30			
13:00			
13:30			
14:00			
14:30			
15:00			
15:30			
16:00			
16:30			
17:00			
17:30			
18:00			
18:30			
19:00			
19:30			
20:00			
20:30			
21:00			
21:30			
22:00			
22:30			
23:00			
23:30			

WHAT I AM GRATEFUL FOR		STEPS	TO DO TOMORROW
1.			
2.		CALORIES	
3.			
4.		DISTANCE	
5.			
6.			
7.		OTHER	
8.			
9.			
10.			

9 May

	WHAT I DID	WHAT I ATE AND DRANK	TO DO/APPOINTMENTS
5:00			
5:30			
6:00			
6:30			
7:00			
7:30			
8:00			
8:30			
9:00			
9:30			
10:00			
10:30			
11:00			
11:30			
12:00			
12:30			
13:00			
13:30			
14:00			
14:30			
15:00			
15:30			
16:00			
16:30			
17:00			
17:30			
18:00			
18:30			
19:00			
19:30			
20:00			
20:30			
21:00			
21:30			
22:00			
22:30			
23:00			
23:30			

WHAT I AM GRATEFUL FOR		STEPS	TO DO TOMORROW
1.			
2.		CALORIES	
3.			
4.		DISTANCE	
5.			
6.			
7.		OTHER	
8.			
9.			
10.			

10 May

	WHAT I DID	WHAT I ATE AND DRANK	TO DO/APPOINTMENTS
5:00			
5:30			
6:00			
6:30			
7:00			
7:30			
8:00			
8:30			
9:00			
9:30			
10:00			
10:30			
11:00			
11:30			
12:00			
12:30			
13:00			
13:30			
14:00			
14:30			
15:00			
15:30			
16:00			
16:30			
17:00			
17:30			
18:00			
18:30			
19:00			
19:30			
20:00			
20:30			
21:00			
21:30			
22:00			
22:30			
23:00			
23:30			

WHAT I AM GRATEFUL FOR			
1.		STEPS	TO DO TOMORROW
2.		CALORIES	
3.			
4.		DISTANCE	
5.			
6.			
7.		OTHER	
8.			
9.			
10.			

11 May

	WHAT I DID	WHAT I ATE AND DRANK	TO DO/APPOINTMENTS
5:00			
5:30			
6:00			
6:30			
7:00			
7:30			
8:00			
8:30			
9:00			
9:30			
10:00			
10:30			
11:00			
11:30			
12:00			
12:30			
13:00			
13:30			
14:00			
14:30			
15:00			
15:30			
16:00			
16:30			
17:00			
17:30			
18:00			
18:30			
19:00			
19:30			
20:00			
20:30			
21:00			
21:30			
22:00			
22:30			
23:00			
23:30			

WHAT I AM GRATEFUL FOR			STEPS	TO DO TOMORROW
1.				
2.			CALORIES	
3.				
4.			DISTANCE	
5.				
6.				
7.			OTHER	
8.				
9.				
10.				

12 May

	WHAT I DID	WHAT I ATE AND DRANK	TO DO/APPOINTMENTS
5:00			
5:30			
6:00			
6:30			
7:00			
7:30			
8:00			
8:30			
9:00			
9:30			
10:00			
10:30			
11:00			
11:30			
12:00			
12:30			
13:00			
13:30			
14:00			
14:30			
15:00			
15:30			
16:00			
16:30			
17:00			
17:30			
18:00			
18:30			
19:00			
19:30			
20:00			
20:30			
21:00			
21:30			
22:00			
22:30			
23:00			
23:30			

WHAT I AM GRATEFUL FOR		STEPS	TO DO TOMORROW
1.			
2.		CALORIES	
3.			
4.		DISTANCE	
5.			
6.			
7.		OTHER	
8.			
9.			
10.			

13 May

	WHAT I DID	WHAT I ATE AND DRANK	TO DO/APPOINTMENTS
5:00			
5:30			
6:00			
6:30			
7:00			
7:30			
8:00			
8:30			
9:00			
9:30			
10:00			
10:30			
11:00			
11:30			
12:00			
12:30			
13:00			
13:30			
14:00			
14:30			
15:00			
15:30			
16:00			
16:30			
17:00			
17:30			
18:00			
18:30			
19:00			
19:30			
20:00			
20:30			
21:00			
21:30			
22:00			
22:30			
23:00			
23:30			

WHAT I AM GRATEFUL FOR		STEPS	TO DO TOMORROW
1.			
2.		CALORIES	
3.			
4.		DISTANCE	
5.			
6.			
7.		OTHER	
8.			
9.			
10.			

14 May

	WHAT I DID	WHAT I ATE AND DRANK	TO DO/APPOINTMENTS
5:00			
5:30			
6:00			
6:30			
7:00			
7:30			
8:00			
8:30			
9:00			
9:30			
10:00			
10:30			
11:00			
11:30			
12:00			
12:30			
13:00			
13:30			
14:00			
14:30			
15:00			
15:30			
16:00			
16:30			
17:00			
17:30			
18:00			
18:30			
19:00			
19:30			
20:00			
20:30			
21:00			
21:30			
22:00			
22:30			
23:00			
23:30			

WHAT I AM GRATEFUL FOR		STEPS	TO DO TOMORROW
1.			
2.		CALORIES	
3.			
4.		DISTANCE	
5.			
6.			
7.		OTHER	
8.			
9.			
10.			

15 May

	WHAT I DID	WHAT I ATE AND DRANK	TO DO/APPOINTMENTS
5:00			
5:30			
6:00			
6:30			
7:00			
7:30			
8:00			
8:30			
9:00			
9:30			
10:00			
10:30			
11:00			
11:30			
12:00			
12:30			
13:00			
13:30			
14:00			
14:30			
15:00			
15:30			
16:00			
16:30			
17:00			
17:30			
18:00			
18:30			
19:00			
19:30			
20:00			
20:30			
21:00			
21:30			
22:00			
22:30			
23:00			
23:30			

WHAT I AM GRATEFUL FOR		STEPS	TO DO TOMORROW
1.			
2.		CALORIES	
3.			
4.		DISTANCE	
5.			
6.			
7.		OTHER	
8.			
9.			
10.			

16 May

Time	WHAT I DID	WHAT I ATE AND DRANK	TO DO/APPOINTMENTS
5:00			
5:30			
6:00			
6:30			
7:00			
7:30			
8:00			
8:30			
9:00			
9:30			
10:00			
10:30			
11:00			
11:30			
12:00			
12:30			
13:00			
13:30			
14:00			
14:30			
15:00			
15:30			
16:00			
16:30			
17:00			
17:30			
18:00			
18:30			
19:00			
19:30			
20:00			
20:30			
21:00			
21:30			
22:00			
22:30			
23:00			
23:30			

WHAT I AM GRATEFUL FOR		STEPS	TO DO TOMORROW
1.			
2.		CALORIES	
3.			
4.		DISTANCE	
5.			
6.			
7.		OTHER	
8.			
9.			
10.			

17 May

	WHAT I DID	WHAT I ATE AND DRANK	TO DO/APPOINTMENTS
5:00			
5:30			
6:00			
6:30			
7:00			
7:30			
8:00			
8:30			
9:00			
9:30			
10:00			
10:30			
11:00			
11:30			
12:00			
12:30			
13:00			
13:30			
14:00			
14:30			
15:00			
15:30			
16:00			
16:30			
17:00			
17:30			
18:00			
18:30			
19:00			
19:30			
20:00			
20:30			
21:00			
21:30			
22:00			
22:30			
23:00			
23:30			

WHAT I AM GRATEFUL FOR			
1.		STEPS	TO DO TOMORROW
2.		CALORIES	
3.			
4.		DISTANCE	
5.			
6.			
7.		OTHER	
8.			
9.			
10.			

18 May

	WHAT I DID	WHAT I ATE AND DRANK	TO DO/APPOINTMENTS
5:00			
5:30			
6:00			
6:30			
7:00			
7:30			
8:00			
8:30			
9:00			
9:30			
10:00			
10:30			
11:00			
11:30			
12:00			
12:30			
13:00			
13:30			
14:00			
14:30			
15:00			
15:30			
16:00			
16:30			
17:00			
17:30			
18:00			
18:30			
19:00			
19:30			
20:00			
20:30			
21:00			
21:30			
22:00			
22:30			
23:00			
23:30			

WHAT I AM GRATEFUL FOR		STEPS	TO DO TOMORROW
1.			
2.		CALORIES	
3.			
4.		DISTANCE	
5.			
6.			
7.		OTHER	
8.			
9.			
10.			

19 May

	WHAT I DID	WHAT I ATE AND DRANK	TO DO/APPOINTMENTS
5:00			
5:30			
6:00			
6:30			
7:00			
7:30			
8:00			
8:30			
9:00			
9:30			
10:00			
10:30			
11:00			
11:30			
12:00			
12:30			
13:00			
13:30			
14:00			
14:30			
15:00			
15:30			
16:00			
16:30			
17:00			
17:30			
18:00			
18:30			
19:00			
19:30			
20:00			
20:30			
21:00			
21:30			
22:00			
22:30			
23:00			
23:30			

WHAT I AM GRATEFUL FOR		STEPS	TO DO TOMORROW
1.			
2.		CALORIES	
3.			
4.		DISTANCE	
5.			
6.			
7.		OTHER	
8.			
9.			
10.			

20 May

	WHAT I DID	WHAT I ATE AND DRANK	TO DO/APPOINTMENTS
5:00			
5:30			
6:00			
6:30			
7:00			
7:30			
8:00			
8:30			
9:00			
9:30			
10:00			
10:30			
11:00			
11:30			
12:00			
12:30			
13:00			
13:30			
14:00			
14:30			
15:00			
15:30			
16:00			
16:30			
17:00			
17:30			
18:00			
18:30			
19:00			
19:30			
20:00			
20:30			
21:00			
21:30			
22:00			
22:30			
23:00			
23:30			

WHAT I AM GRATEFUL FOR		STEPS	TO DO TOMORROW
1.			
2.		CALORIES	
3.			
4.		DISTANCE	
5.			
6.			
7.		OTHER	
8.			
9.			
10.			

21 May

	WHAT I DID	WHAT I ATE AND DRANK	TO DO/APPOINTMENTS
5:00			
5:30			
6:00			
6:30			
7:00			
7:30			
8:00			
8:30			
9:00			
9:30			
10:00			
10:30			
11:00			
11:30			
12:00			
12:30			
13:00			
13:30			
14:00			
14:30			
15:00			
15:30			
16:00			
16:30			
17:00			
17:30			
18:00			
18:30			
19:00			
19:30			
20:00			
20:30			
21:00			
21:30			
22:00			
22:30			
23:00			
23:30			

WHAT I AM GRATEFUL FOR		STEPS	TO DO TOMORROW
1.			
2.		CALORIES	
3.			
4.		DISTANCE	
5.			
6.			
7.		OTHER	
8.			
9.			
10.			

22 May

	WHAT I DID	WHAT I ATE AND DRANK	TO DO/APPOINTMENTS
5:00			
5:30			
6:00			
6:30			
7:00			
7:30			
8:00			
8:30			
9:00			
9:30			
10:00			
10:30			
11:00			
11:30			
12:00			
12:30			
13:00			
13:30			
14:00			
14:30			
15:00			
15:30			
16:00			
16:30			
17:00			
17:30			
18:00			
18:30			
19:00			
19:30			
20:00			
20:30			
21:00			
21:30			
22:00			
22:30			
23:00			
23:30			

WHAT I AM GRATEFUL FOR		STEPS	TO DO TOMORROW
1.			
2.		CALORIES	
3.			
4.		DISTANCE	
5.			
6.			
7.		OTHER	
8.			
9.			
10.			

23 May

	WHAT I DID	WHAT I ATE AND DRANK	TO DO/APPOINTMENTS
5:00			
5:30			
6:00			
6:30			
7:00			
7:30			
8:00			
8:30			
9:00			
9:30			
10:00			
10:30			
11:00			
11:30			
12:00			
12:30			
13:00			
13:30			
14:00			
14:30			
15:00			
15:30			
16:00			
16:30			
17:00			
17:30			
18:00			
18:30			
19:00			
19:30			
20:00			
20:30			
21:00			
21:30			
22:00			
22:30			
23:00			
23:30			

WHAT I AM GRATEFUL FOR		STEPS	TO DO TOMORROW
1.			
2.		CALORIES	
3.			
4.		DISTANCE	
5.			
6.			
7.		OTHER	
8.			
9.			
10.			

24 May

	WHAT I DID	WHAT I ATE AND DRANK	TO DO/APPOINTMENTS
5:00			
5:30			
6:00			
6:30			
7:00			
7:30			
8:00			
8:30			
9:00			
9:30			
10:00			
10:30			
11:00			
11:30			
12:00			
12:30			
13:00			
13:30			
14:00			
14:30			
15:00			
15:30			
16:00			
16:30			
17:00			
17:30			
18:00			
18:30			
19:00			
19:30			
20:00			
20:30			
21:00			
21:30			
22:00			
22:30			
23:00			
23:30			

WHAT I AM GRATEFUL FOR		STEPS	TO DO TOMORROW
1.			
2.		CALORIES	
3.			
4.		DISTANCE	
5.			
6.			
7.		OTHER	
8.			
9.			
10.			

25 May

	WHAT I DID	WHAT I ATE AND DRANK	TO DO/APPOINTMENTS
5:00			
5:30			
6:00			
6:30			
7:00			
7:30			
8:00			
8:30			
9:00			
9:30			
10:00			
10:30			
11:00			
11:30			
12:00			
12:30			
13:00			
13:30			
14:00			
14:30			
15:00			
15:30			
16:00			
16:30			
17:00			
17:30			
18:00			
18:30			
19:00			
19:30			
20:00			
20:30			
21:00			
21:30			
22:00			
22:30			
23:00			
23:30			

WHAT I AM GRATEFUL FOR	STEPS	TO DO TOMORROW
1.		
2.	CALORIES	
3.		
4.	DISTANCE	
5.		
6.		
7.	OTHER	
8.		
9.		
10.		

26 May

	WHAT I DID	WHAT I ATE AND DRANK	TO DO/APPOINTMENTS
5:00			
5:30			
6:00			
6:30			
7:00			
7:30			
8:00			
8:30			
9:00			
9:30			
10:00			
10:30			
11:00			
11:30			
12:00			
12:30			
13:00			
13:30			
14:00			
14:30			
15:00			
15:30			
16:00			
16:30			
17:00			
17:30			
18:00			
18:30			
19:00			
19:30			
20:00			
20:30			
21:00			
21:30			
22:00			
22:30			
23:00			
23:30			

WHAT I AM GRATEFUL FOR			
1.		STEPS	TO DO TOMORROW
2.		CALORIES	
3.			
4.		DISTANCE	
5.			
6.			
7.		OTHER	
8.			
9.			
10.			

27 May

	WHAT I DID	WHAT I ATE AND DRANK	TO DO/APPOINTMENTS
5:00			
5:30			
6:00			
6:30			
7:00			
7:30			
8:00			
8:30			
9:00			
9:30			
10:00			
10:30			
11:00			
11:30			
12:00			
12:30			
13:00			
13:30			
14:00			
14:30			
15:00			
15:30			
16:00			
16:30			
17:00			
17:30			
18:00			
18:30			
19:00			
19:30			
20:00			
20:30			
21:00			
21:30			
22:00			
22:30			
23:00			
23:30			

WHAT I AM GRATEFUL FOR		STEPS	TO DO TOMORROW
1.			
2.		CALORIES	
3.			
4.		DISTANCE	
5.			
6.			
7.		OTHER	
8.			
9.			
10.			

28 May

	WHAT I DID	WHAT I ATE AND DRANK	TO DO/APPOINTMENTS
5:00			
5:30			
6:00			
6:30			
7:00			
7:30			
8:00			
8:30			
9:00			
9:30			
10:00			
10:30			
11:00			
11:30			
12:00			
12:30			
13:00			
13:30			
14:00			
14:30			
15:00			
15:30			
16:00			
16:30			
17:00			
17:30			
18:00			
18:30			
19:00			
19:30			
20:00			
20:30			
21:00			
21:30			
22:00			
22:30			
23:00			
23:30			

WHAT I AM GRATEFUL FOR		STEPS	TO DO TOMORROW
1.			
2.		CALORIES	
3.			
4.		DISTANCE	
5.			
6.			
7.		OTHER	
8.			
9.			
10.			

29 May

	WHAT I DID	WHAT I ATE AND DRANK	TO DO/APPOINTMENTS
5:00			
5:30			
6:00			
6:30			
7:00			
7:30			
8:00			
8:30			
9:00			
9:30			
10:00			
10:30			
11:00			
11:30			
12:00			
12:30			
13:00			
13:30			
14:00			
14:30			
15:00			
15:30			
16:00			
16:30			
17:00			
17:30			
18:00			
18:30			
19:00			
19:30			
20:00			
20:30			
21:00			
21:30			
22:00			
22:30			
23:00			
23:30			

WHAT I AM GRATEFUL FOR		STEPS	TO DO TOMORROW
1.			
2.		CALORIES	
3.			
4.		DISTANCE	
5.			
6.			
7.		OTHER	
8.			
9.			
10.			

30 May

	WHAT I DID	WHAT I ATE AND DRANK	TO DO/APPOINTMENTS
5:00			
5:30			
6:00			
6:30			
7:00			
7:30			
8:00			
8:30			
9:00			
9:30			
10:00			
10:30			
11:00			
11:30			
12:00			
12:30			
13:00			
13:30			
14:00			
14:30			
15:00			
15:30			
16:00			
16:30			
17:00			
17:30			
18:00			
18:30			
19:00			
19:30			
20:00			
20:30			
21:00			
21:30			
22:00			
22:30			
23:00			
23:30			

WHAT I AM GRATEFUL FOR		STEPS	TO DO TOMORROW
1.			
2.		CALORIES	
3.			
4.		DISTANCE	
5.			
6.			
7.		OTHER	
8.			
9.			
10.			

31 May

	WHAT I DID	WHAT I ATE AND DRANK	TO DO/APPOINTMENTS
5:00			
5:30			
6:00			
6:30			
7:00			
7:30			
8:00			
8:30			
9:00			
9:30			
10:00			
10:30			
11:00			
11:30			
12:00			
12:30			
13:00			
13:30			
14:00			
14:30			
15:00			
15:30			
16:00			
16:30			
17:00			
17:30			
18:00			
18:30			
19:00			
19:30			
20:00			
20:30			
21:00			
21:30			
22:00			
22:30			
23:00			
23:30			

WHAT I AM GRATEFUL FOR		STEPS	TO DO TOMORROW
1.			
2.		CALORIES	
3.			
4.		DISTANCE	
5.			
6.			
7.		OTHER	
8.			
9.			
10.			

June--Monthly Goals

Week 1	Week 2	Week 3	Week 4	Week 5

1 June

	WHAT I DID	WHAT I ATE AND DRANK	TO DO/APPOINTMENTS
5:00			
5:30			
6:00			
6:30			
7:00			
7:30			
8:00			
8:30			
9:00			
9:30			
10:00			
10:30			
11:00			
11:30			
12:00			
12:30			
13:00			
13:30			
14:00			
14:30			
15:00			
15:30			
16:00			
16:30			
17:00			
17:30			
18:00			
18:30			
19:00			
19:30			
20:00			
20:30			
21:00			
21:30			
22:00			
22:30			
23:00			
23:30			

WHAT I AM GRATEFUL FOR		STEPS	TO DO TOMORROW
1.			
2.		CALORIES	
3.			
4.		DISTANCE	
5.			
6.			
7.		OTHER	
8.			
9.			
10.			

2 June

	WHAT I DID	WHAT I ATE AND DRANK	TO DO/APPOINTMENTS
5:00			
5:30			
6:00			
6:30			
7:00			
7:30			
8:00			
8:30			
9:00			
9:30			
10:00			
10:30			
11:00			
11:30			
12:00			
12:30			
13:00			
13:30			
14:00			
14:30			
15:00			
15:30			
16:00			
16:30			
17:00			
17:30			
18:00			
18:30			
19:00			
19:30			
20:00			
20:30			
21:00			
21:30			
22:00			
22:30			
23:00			
23:30			

WHAT I AM GRATEFUL FOR		STEPS	TO DO TOMORROW
1.			
2.		CALORIES	
3.			
4.		DISTANCE	
5.			
6.			
7.		OTHER	
8.			
9.			
10.			

3 June

	WHAT I DID	WHAT I ATE AND DRANK	TO DO/APPOINTMENTS
5:00			
5:30			
6:00			
6:30			
7:00			
7:30			
8:00			
8:30			
9:00			
9:30			
10:00			
10:30			
11:00			
11:30			
12:00			
12:30			
13:00			
13:30			
14:00			
14:30			
15:00			
15:30			
16:00			
16:30			
17:00			
17:30			
18:00			
18:30			
19:00			
19:30			
20:00			
20:30			
21:00			
21:30			
22:00			
22:30			
23:00			
23:30			

WHAT I AM GRATEFUL FOR		STEPS	TO DO TOMORROW
1.			
2.		CALORIES	
3.			
4.		DISTANCE	
5.			
6.			
7.		OTHER	
8.			
9.			
10.			

4 June

	WHAT I DID	WHAT I ATE AND DRANK	TO DO/APPOINTMENTS
5:00			
5:30			
6:00			
6:30			
7:00			
7:30			
8:00			
8:30			
9:00			
9:30			
10:00			
10:30			
11:00			
11:30			
12:00			
12:30			
13:00			
13:30			
14:00			
14:30			
15:00			
15:30			
16:00			
16:30			
17:00			
17:30			
18:00			
18:30			
19:00			
19:30			
20:00			
20:30			
21:00			
21:30			
22:00			
22:30			
23:00			
23:30			

WHAT I AM GRATEFUL FOR			TO DO TOMORROW
1.		STEPS	
2.		CALORIES	
3.			
4.		DISTANCE	
5.			
6.			
7.		OTHER	
8.			
9.			
10.			

5 June

	WHAT I DID	WHAT I ATE AND DRANK	TO DO/APPOINTMENTS
5:00			
5:30			
6:00			
6:30			
7:00			
7:30			
8:00			
8:30			
9:00			
9:30			
10:00			
10:30			
11:00			
11:30			
12:00			
12:30			
13:00			
13:30			
14:00			
14:30			
15:00			
15:30			
16:00			
16:30			
17:00			
17:30			
18:00			
18:30			
19:00			
19:30			
20:00			
20:30			
21:00			
21:30			
22:00			
22:30			
23:00			
23:30			

WHAT I AM GRATEFUL FOR		STEPS	TO DO TOMORROW
1.			
2.		CALORIES	
3.			
4.		DISTANCE	
5.			
6.			
7.		OTHER	
8.			
9.			
10.			

6 June

	WHAT I DID	WHAT I ATE AND DRANK	TO DO/APPOINTMENTS
5:00			
5:30			
6:00			
6:30			
7:00			
7:30			
8:00			
8:30			
9:00			
9:30			
10:00			
10:30			
11:00			
11:30			
12:00			
12:30			
13:00			
13:30			
14:00			
14:30			
15:00			
15:30			
16:00			
16:30			
17:00			
17:30			
18:00			
18:30			
19:00			
19:30			
20:00			
20:30			
21:00			
21:30			
22:00			
22:30			
23:00			
23:30			

WHAT I AM GRATEFUL FOR		STEPS	TO DO TOMORROW
1.			
2.		CALORIES	
3.			
4.		DISTANCE	
5.			
6.			
7.		OTHER	
8.			
9.			
10.			

7 June

	WHAT I DID	WHAT I ATE AND DRANK	TO DO/APPOINTMENTS
5:00			
5:30			
6:00			
6:30			
7:00			
7:30			
8:00			
8:30			
9:00			
9:30			
10:00			
10:30			
11:00			
11:30			
12:00			
12:30			
13:00			
13:30			
14:00			
14:30			
15:00			
15:30			
16:00			
16:30			
17:00			
17:30			
18:00			
18:30			
19:00			
19:30			
20:00			
20:30			
21:00			
21:30			
22:00			
22:30			
23:00			
23:30			

WHAT I AM GRATEFUL FOR		STEPS	TO DO TOMORROW
1.			
2.		CALORIES	
3.			
4.		DISTANCE	
5.			
6.			
7.		OTHER	
8.			
9.			
10.			

8 June

	WHAT I DID	WHAT I ATE AND DRANK	TO DO/APPOINTMENTS
5:00			
5:30			
6:00			
6:30			
7:00			
7:30			
8:00			
8:30			
9:00			
9:30			
10:00			
10:30			
11:00			
11:30			
12:00			
12:30			
13:00			
13:30			
14:00			
14:30			
15:00			
15:30			
16:00			
16:30			
17:00			
17:30			
18:00			
18:30			
19:00			
19:30			
20:00			
20:30			
21:00			
21:30			
22:00			
22:30			
23:00			
23:30			

WHAT I AM GRATEFUL FOR		STEPS	TO DO TOMORROW
1.			
2.		CALORIES	
3.			
4.		DISTANCE	
5.			
6.			
7.		OTHER	
8.			
9.			
10.			

9 June

	WHAT I DID	WHAT I ATE AND DRANK	TO DO/APPOINTMENTS
5:00			
5:30			
6:00			
6:30			
7:00			
7:30			
8:00			
8:30			
9:00			
9:30			
10:00			
10:30			
11:00			
11:30			
12:00			
12:30			
13:00			
13:30			
14:00			
14:30			
15:00			
15:30			
16:00			
16:30			
17:00			
17:30			
18:00			
18:30			
19:00			
19:30			
20:00			
20:30			
21:00			
21:30			
22:00			
22:30			
23:00			
23:30			

WHAT I AM GRATEFUL FOR		STEPS	TO DO TOMORROW
1.			
2.		CALORIES	
3.			
4.		DISTANCE	
5.			
6.			
7.		OTHER	
8.			
9.			
10.			

10 June

	WHAT I DID	WHAT I ATE AND DRANK	TO DO/APPOINTMENTS
5:00			
5:30			
6:00			
6:30			
7:00			
7:30			
8:00			
8:30			
9:00			
9:30			
10:00			
10:30			
11:00			
11:30			
12:00			
12:30			
13:00			
13:30			
14:00			
14:30			
15:00			
15:30			
16:00			
16:30			
17:00			
17:30			
18:00			
18:30			
19:00			
19:30			
20:00			
20:30			
21:00			
21:30			
22:00			
22:30			
23:00			
23:30			

WHAT I AM GRATEFUL FOR		STEPS	TO DO TOMORROW
1.			
2.		CALORIES	
3.			
4.		DISTANCE	
5.			
6.			
7.		OTHER	
8.			
9.			
10.			

11 June

	WHAT I DID	WHAT I ATE AND DRANK	TO DO/APPOINTMENTS
5:00			
5:30			
6:00			
6:30			
7:00			
7:30			
8:00			
8:30			
9:00			
9:30			
10:00			
10:30			
11:00			
11:30			
12:00			
12:30			
13:00			
13:30			
14:00			
14:30			
15:00			
15:30			
16:00			
16:30			
17:00			
17:30			
18:00			
18:30			
19:00			
19:30			
20:00			
20:30			
21:00			
21:30			
22:00			
22:30			
23:00			
23:30			

WHAT I AM GRATEFUL FOR		STEPS	TO DO TOMORROW
1.			
2.		CALORIES	
3.			
4.		DISTANCE	
5.			
6.			
7.		OTHER	
8.			
9.			
10.			

12 June

	WHAT I DID	WHAT I ATE AND DRANK	TO DO/APPOINTMENTS
5:00			
5:30			
6:00			
6:30			
7:00			
7:30			
8:00			
8:30			
9:00			
9:30			
10:00			
10:30			
11:00			
11:30			
12:00			
12:30			
13:00			
13:30			
14:00			
14:30			
15:00			
15:30			
16:00			
16:30			
17:00			
17:30			
18:00			
18:30			
19:00			
19:30			
20:00			
20:30			
21:00			
21:30			
22:00			
22:30			
23:00			
23:30			

WHAT I AM GRATEFUL FOR		STEPS	TO DO TOMORROW
1.			
2.		CALORIES	
3.			
4.		DISTANCE	
5.			
6.			
7.		OTHER	
8.			
9.			
10.			

13 June

	WHAT I DID	WHAT I ATE AND DRANK	TO DO/APPOINTMENTS
5:00			
5:30			
6:00			
6:30			
7:00			
7:30			
8:00			
8:30			
9:00			
9:30			
10:00			
10:30			
11:00			
11:30			
12:00			
12:30			
13:00			
13:30			
14:00			
14:30			
15:00			
15:30			
16:00			
16:30			
17:00			
17:30			
18:00			
18:30			
19:00			
19:30			
20:00			
20:30			
21:00			
21:30			
22:00			
22:30			
23:00			
23:30			

WHAT I AM GRATEFUL FOR		STEPS	TO DO TOMORROW
1.			
2.		CALORIES	
3.			
4.		DISTANCE	
5.			
6.			
7.		OTHER	
8.			
9.			
10.			

14 June

	WHAT I DID	WHAT I ATE AND DRANK	TO DO/APPOINTMENTS
5:00			
5:30			
6:00			
6:30			
7:00			
7:30			
8:00			
8:30			
9:00			
9:30			
10:00			
10:30			
11:00			
11:30			
12:00			
12:30			
13:00			
13:30			
14:00			
14:30			
15:00			
15:30			
16:00			
16:30			
17:00			
17:30			
18:00			
18:30			
19:00			
19:30			
20:00			
20:30			
21:00			
21:30			
22:00			
22:30			
23:00			
23:30			

WHAT I AM GRATEFUL FOR		STEPS	TO DO TOMORROW
1.			
2.		CALORIES	
3.			
4.		DISTANCE	
5.			
6.			
7.		OTHER	
8.			
9.			
10.			

15 June

	WHAT I DID	WHAT I ATE AND DRANK	TO DO/APPOINTMENTS
5:00			
5:30			
6:00			
6:30			
7:00			
7:30			
8:00			
8:30			
9:00			
9:30			
10:00			
10:30			
11:00			
11:30			
12:00			
12:30			
13:00			
13:30			
14:00			
14:30			
15:00			
15:30			
16:00			
16:30			
17:00			
17:30			
18:00			
18:30			
19:00			
19:30			
20:00			
20:30			
21:00			
21:30			
22:00			
22:30			
23:00			
23:30			

WHAT I AM GRATEFUL FOR		STEPS	TO DO TOMORROW
1.			
2.		CALORIES	
3.			
4.		DISTANCE	
5.			
6.			
7.		OTHER	
8.			
9.			
10.			

16 June

	WHAT I DID	WHAT I ATE AND DRANK	TO DO/APPOINTMENTS
5:00			
5:30			
6:00			
6:30			
7:00			
7:30			
8:00			
8:30			
9:00			
9:30			
10:00			
10:30			
11:00			
11:30			
12:00			
12:30			
13:00			
13:30			
14:00			
14:30			
15:00			
15:30			
16:00			
16:30			
17:00			
17:30			
18:00			
18:30			
19:00			
19:30			
20:00			
20:30			
21:00			
21:30			
22:00			
22:30			
23:00			
23:30			

WHAT I AM GRATEFUL FOR		STEPS	TO DO TOMORROW
1.			
2.		CALORIES	
3.			
4.		DISTANCE	
5.			
6.			
7.		OTHER	
8.			
9.			
10.			

17 June

	WHAT I DID	WHAT I ATE AND DRANK	TO DO/APPOINTMENTS
5:00			
5:30			
6:00			
6:30			
7:00			
7:30			
8:00			
8:30			
9:00			
9:30			
10:00			
10:30			
11:00			
11:30			
12:00			
12:30			
13:00			
13:30			
14:00			
14:30			
15:00			
15:30			
16:00			
16:30			
17:00			
17:30			
18:00			
18:30			
19:00			
19:30			
20:00			
20:30			
21:00			
21:30			
22:00			
22:30			
23:00			
23:30			

WHAT I AM GRATEFUL FOR		STEPS	TO DO TOMORROW
1.			
2.		CALORIES	
3.			
4.		DISTANCE	
5.			
6.			
7.		OTHER	
8.			
9.			
10.			

18 June

	WHAT I DID	WHAT I ATE AND DRANK	TO DO/APPOINTMENTS
5:00			
5:30			
6:00			
6:30			
7:00			
7:30			
8:00			
8:30			
9:00			
9:30			
10:00			
10:30			
11:00			
11:30			
12:00			
12:30			
13:00			
13:30			
14:00			
14:30			
15:00			
15:30			
16:00			
16:30			
17:00			
17:30			
18:00			
18:30			
19:00			
19:30			
20:00			
20:30			
21:00			
21:30			
22:00			
22:30			
23:00			
23:30			

WHAT I AM GRATEFUL FOR		STEPS	TO DO TOMORROW
1.			
2.		CALORIES	
3.			
4.		DISTANCE	
5.			
6.			
7.		OTHER	
8.			
9.			
10.			

19 June

	WHAT I DID	WHAT I ATE AND DRANK	TO DO/APPOINTMENTS
5:00			
5:30			
6:00			
6:30			
7:00			
7:30			
8:00			
8:30			
9:00			
9:30			
10:00			
10:30			
11:00			
11:30			
12:00			
12:30			
13:00			
13:30			
14:00			
14:30			
15:00			
15:30			
16:00			
16:30			
17:00			
17:30			
18:00			
18:30			
19:00			
19:30			
20:00			
20:30			
21:00			
21:30			
22:00			
22:30			
23:00			
23:30			

WHAT I AM GRATEFUL FOR			
1.		STEPS	TO DO TOMORROW
2.		CALORIES	
3.			
4.		DISTANCE	
5.			
6.			
7.		OTHER	
8.			
9.			
10.			

20 June

	WHAT I DID	WHAT I ATE AND DRANK	TO DO/APPOINTMENTS
5:00			
5:30			
6:00			
6:30			
7:00			
7:30			
8:00			
8:30			
9:00			
9:30			
10:00			
10:30			
11:00			
11:30			
12:00			
12:30			
13:00			
13:30			
14:00			
14:30			
15:00			
15:30			
16:00			
16:30			
17:00			
17:30			
18:00			
18:30			
19:00			
19:30			
20:00			
20:30			
21:00			
21:30			
22:00			
22:30			
23:00			
23:30			

WHAT I AM GRATEFUL FOR		STEPS	TO DO TOMORROW
1.			
2.		CALORIES	
3.			
4.		DISTANCE	
5.			
6.			
7.		OTHER	
8.			
9.			
10.			

21 June

	WHAT I DID	WHAT I ATE AND DRANK	TO DO/APPOINTMENTS
5:00			
5:30			
6:00			
6:30			
7:00			
7:30			
8:00			
8:30			
9:00			
9:30			
10:00			
10:30			
11:00			
11:30			
12:00			
12:30			
13:00			
13:30			
14:00			
14:30			
15:00			
15:30			
16:00			
16:30			
17:00			
17:30			
18:00			
18:30			
19:00			
19:30			
20:00			
20:30			
21:00			
21:30			
22:00			
22:30			
23:00			
23:30			

WHAT I AM GRATEFUL FOR		STEPS	TO DO TOMORROW
1.			
2.		CALORIES	
3.			
4.		DISTANCE	
5.			
6.			
7.		OTHER	
8.			
9.			
10.			

22 June

	WHAT I DID	WHAT I ATE AND DRANK	TO DO/APPOINTMENTS
5:00			
5:30			
6:00			
6:30			
7:00			
7:30			
8:00			
8:30			
9:00			
9:30			
10:00			
10:30			
11:00			
11:30			
12:00			
12:30			
13:00			
13:30			
14:00			
14:30			
15:00			
15:30			
16:00			
16:30			
17:00			
17:30			
18:00			
18:30			
19:00			
19:30			
20:00			
20:30			
21:00			
21:30			
22:00			
22:30			
23:00			
23:30			

WHAT I AM GRATEFUL FOR		STEPS	TO DO TOMORROW
1.			
2.		CALORIES	
3.			
4.		DISTANCE	
5.			
6.			
7.		OTHER	
8.			
9.			
10.			

23 June

	WHAT I DID	WHAT I ATE AND DRANK	TO DO/APPOINTMENTS
5:00			
5:30			
6:00			
6:30			
7:00			
7:30			
8:00			
8:30			
9:00			
9:30			
10:00			
10:30			
11:00			
11:30			
12:00			
12:30			
13:00			
13:30			
14:00			
14:30			
15:00			
15:30			
16:00			
16:30			
17:00			
17:30			
18:00			
18:30			
19:00			
19:30			
20:00			
20:30			
21:00			
21:30			
22:00			
22:30			
23:00			
23:30			

WHAT I AM GRATEFUL FOR		STEPS	TO DO TOMORROW
1.			
2.		CALORIES	
3.			
4.		DISTANCE	
5.			
6.			
7.		OTHER	
8.			
9.			
10.			

24 June

	WHAT I DID	WHAT I ATE AND DRANK	TO DO/APPOINTMENTS
5:00			
5:30			
6:00			
6:30			
7:00			
7:30			
8:00			
8:30			
9:00			
9:30			
10:00			
10:30			
11:00			
11:30			
12:00			
12:30			
13:00			
13:30			
14:00			
14:30			
15:00			
15:30			
16:00			
16:30			
17:00			
17:30			
18:00			
18:30			
19:00			
19:30			
20:00			
20:30			
21:00			
21:30			
22:00			
22:30			
23:00			
23:30			

WHAT I AM GRATEFUL FOR		STEPS	TO DO TOMORROW
1.			
2.		CALORIES	
3.			
4.		DISTANCE	
5.			
6.			
7.		OTHER	
8.			
9.			
10.			

25 June

	WHAT I DID	WHAT I ATE AND DRANK	TO DO/APPOINTMENTS
5:00			
5:30			
6:00			
6:30			
7:00			
7:30			
8:00			
8:30			
9:00			
9:30			
10:00			
10:30			
11:00			
11:30			
12:00			
12:30			
13:00			
13:30			
14:00			
14:30			
15:00			
15:30			
16:00			
16:30			
17:00			
17:30			
18:00			
18:30			
19:00			
19:30			
20:00			
20:30			
21:00			
21:30			
22:00			
22:30			
23:00			
23:30			

WHAT I AM GRATEFUL FOR		STEPS	TO DO TOMORROW
1.			
2.		CALORIES	
3.			
4.		DISTANCE	
5.			
6.			
7.		OTHER	
8.			
9.			
10.			

26 June

	WHAT I DID	WHAT I ATE AND DRANK	TO DO/APPOINTMENTS
5:00			
5:30			
6:00			
6:30			
7:00			
7:30			
8:00			
8:30			
9:00			
9:30			
10:00			
10:30			
11:00			
11:30			
12:00			
12:30			
13:00			
13:30			
14:00			
14:30			
15:00			
15:30			
16:00			
16:30			
17:00			
17:30			
18:00			
18:30			
19:00			
19:30			
20:00			
20:30			
21:00			
21:30			
22:00			
22:30			
23:00			
23:30			

WHAT I AM GRATEFUL FOR		STEPS	TO DO TOMORROW
1.			
2.		CALORIES	
3.			
4.		DISTANCE	
5.			
6.			
7.		OTHER	
8.			
9.			
10.			

27 June

	WHAT I DID	WHAT I ATE AND DRANK	TO DO/APPOINTMENTS
5:00			
5:30			
6:00			
6:30			
7:00			
7:30			
8:00			
8:30			
9:00			
9:30			
10:00			
10:30			
11:00			
11:30			
12:00			
12:30			
13:00			
13:30			
14:00			
14:30			
15:00			
15:30			
16:00			
16:30			
17:00			
17:30			
18:00			
18:30			
19:00			
19:30			
20:00			
20:30			
21:00			
21:30			
22:00			
22:30			
23:00			
23:30			

WHAT I AM GRATEFUL FOR		STEPS	TO DO TOMORROW
1.			
2.		CALORIES	
3.			
4.		DISTANCE	
5.			
6.			
7.		OTHER	
8.			
9.			
10.			

28 June

	WHAT I DID	WHAT I ATE AND DRANK	TO DO/APPOINTMENTS
5:00			
5:30			
6:00			
6:30			
7:00			
7:30			
8:00			
8:30			
9:00			
9:30			
10:00			
10:30			
11:00			
11:30			
12:00			
12:30			
13:00			
13:30			
14:00			
14:30			
15:00			
15:30			
16:00			
16:30			
17:00			
17:30			
18:00			
18:30			
19:00			
19:30			
20:00			
20:30			
21:00			
21:30			
22:00			
22:30			
23:00			
23:30			

WHAT I AM GRATEFUL FOR		STEPS	TO DO TOMORROW
1.			
2.		CALORIES	
3.			
4.		DISTANCE	
5.			
6.			
7.		OTHER	
8.			
9.			
10.			

29 June

	WHAT I DID	WHAT I ATE AND DRANK	TO DO/APPOINTMENTS
5:00			
5:30			
6:00			
6:30			
7:00			
7:30			
8:00			
8:30			
9:00			
9:30			
10:00			
10:30			
11:00			
11:30			
12:00			
12:30			
13:00			
13:30			
14:00			
14:30			
15:00			
15:30			
16:00			
16:30			
17:00			
17:30			
18:00			
18:30			
19:00			
19:30			
20:00			
20:30			
21:00			
21:30			
22:00			
22:30			
23:00			
23:30			

WHAT I AM GRATEFUL FOR		STEPS	TO DO TOMORROW
1.			
2.		CALORIES	
3.			
4.		DISTANCE	
5.			
6.			
7.		OTHER	
8.			
9.			
10.			

30 June

	WHAT I DID	WHAT I ATE AND DRANK	TO DO/APPOINTMENTS
5:00			
5:30			
6:00			
6:30			
7:00			
7:30			
8:00			
8:30			
9:00			
9:30			
10:00			
10:30			
11:00			
11:30			
12:00			
12:30			
13:00			
13:30			
14:00			
14:30			
15:00			
15:30			
16:00			
16:30			
17:00			
17:30			
18:00			
18:30			
19:00			
19:30			
20:00			
20:30			
21:00			
21:30			
22:00			
22:30			
23:00			
23:30			

WHAT I AM GRATEFUL FOR			
1.		STEPS	TO DO TOMORROW
2.		CALORIES	
3.			
4.		DISTANCE	
5.			
6.			
7.		OTHER	
8.			
9.			
10.			

July--Monthly Goals

Week 1	Week 2	Week 3	Week 4	Week 5

1 July

	WHAT I DID	WHAT I ATE AND DRANK	TO DO/APPOINTMENTS
5:00			
5:30			
6:00			
6:30			
7:00			
7:30			
8:00			
8:30			
9:00			
9:30			
10:00			
10:30			
11:00			
11:30			
12:00			
12:30			
13:00			
13:30			
14:00			
14:30			
15:00			
15:30			
16:00			
16:30			
17:00			
17:30			
18:00			
18:30			
19:00			
19:30			
20:00			
20:30			
21:00			
21:30			
22:00			
22:30			
23:00			
23:30			

WHAT I AM GRATEFUL FOR		STEPS	TO DO TOMORROW
1.			
2.		CALORIES	
3.			
4.		DISTANCE	
5.			
6.			
7.		OTHER	
8.			
9.			
10.			

2 July

	WHAT I DID	WHAT I ATE AND DRANK	TO DO/APPOINTMENTS
5:00			
5:30			
6:00			
6:30			
7:00			
7:30			
8:00			
8:30			
9:00			
9:30			
10:00			
10:30			
11:00			
11:30			
12:00			
12:30			
13:00			
13:30			
14:00			
14:30			
15:00			
15:30			
16:00			
16:30			
17:00			
17:30			
18:00			
18:30			
19:00			
19:30			
20:00			
20:30			
21:00			
21:30			
22:00			
22:30			
23:00			
23:30			

WHAT I AM GRATEFUL FOR		STEPS	TO DO TOMORROW
1.			
2.		CALORIES	
3.			
4.		DISTANCE	
5.			
6.			
7.		OTHER	
8.			
9.			
10.			

3 July

	WHAT I DID	WHAT I ATE AND DRANK	TO DO/APPOINTMENTS
5:00			
5:30			
6:00			
6:30			
7:00			
7:30			
8:00			
8:30			
9:00			
9:30			
10:00			
10:30			
11:00			
11:30			
12:00			
12:30			
13:00			
13:30			
14:00			
14:30			
15:00			
15:30			
16:00			
16:30			
17:00			
17:30			
18:00			
18:30			
19:00			
19:30			
20:00			
20:30			
21:00			
21:30			
22:00			
22:30			
23:00			
23:30			

WHAT I AM GRATEFUL FOR		STEPS	TO DO TOMORROW
1.			
2.		CALORIES	
3.			
4.		DISTANCE	
5.			
6.			
7.		OTHER	
8.			
9.			
10.			

4 July

	WHAT I DID	WHAT I ATE AND DRANK	TO DO/APPOINTMENTS
5:00			
5:30			
6:00			
6:30			
7:00			
7:30			
8:00			
8:30			
9:00			
9:30			
10:00			
10:30			
11:00			
11:30			
12:00			
12:30			
13:00			
13:30			
14:00			
14:30			
15:00			
15:30			
16:00			
16:30			
17:00			
17:30			
18:00			
18:30			
19:00			
19:30			
20:00			
20:30			
21:00			
21:30			
22:00			
22:30			
23:00			
23:30			

WHAT I AM GRATEFUL FOR		STEPS	TO DO TOMORROW
1.			
2.		CALORIES	
3.			
4.		DISTANCE	
5.			
6.			
7.		OTHER	
8.			
9.			
10.			

5 July

	WHAT I DID	WHAT I ATE AND DRANK	TO DO/APPOINTMENTS
5:00			
5:30			
6:00			
6:30			
7:00			
7:30			
8:00			
8:30			
9:00			
9:30			
10:00			
10:30			
11:00			
11:30			
12:00			
12:30			
13:00			
13:30			
14:00			
14:30			
15:00			
15:30			
16:00			
16:30			
17:00			
17:30			
18:00			
18:30			
19:00			
19:30			
20:00			
20:30			
21:00			
21:30			
22:00			
22:30			
23:00			
23:30			

WHAT I AM GRATEFUL FOR		STEPS	TO DO TOMORROW
1.			
2.		CALORIES	
3.			
4.		DISTANCE	
5.			
6.			
7.		OTHER	
8.			
9.			
10.			

6 July

	WHAT I DID	WHAT I ATE AND DRANK	TO DO/APPOINTMENTS
5:00			
5:30			
6:00			
6:30			
7:00			
7:30			
8:00			
8:30			
9:00			
9:30			
10:00			
10:30			
11:00			
11:30			
12:00			
12:30			
13:00			
13:30			
14:00			
14:30			
15:00			
15:30			
16:00			
16:30			
17:00			
17:30			
18:00			
18:30			
19:00			
19:30			
20:00			
20:30			
21:00			
21:30			
22:00			
22:30			
23:00			
23:30			

WHAT I AM GRATEFUL FOR		STEPS	TO DO TOMORROW
1.			
2.		CALORIES	
3.			
4.		DISTANCE	
5.			
6.			
7.		OTHER	
8.			
9.			
10.			

7 July

	WHAT I DID	WHAT I ATE AND DRANK	TO DO/APPOINTMENTS
5:00			
5:30			
6:00			
6:30			
7:00			
7:30			
8:00			
8:30			
9:00			
9:30			
10:00			
10:30			
11:00			
11:30			
12:00			
12:30			
13:00			
13:30			
14:00			
14:30			
15:00			
15:30			
16:00			
16:30			
17:00			
17:30			
18:00			
18:30			
19:00			
19:30			
20:00			
20:30			
21:00			
21:30			
22:00			
22:30			
23:00			
23:30			

WHAT I AM GRATEFUL FOR		STEPS	TO DO TOMORROW
1.			
2.		CALORIES	
3.			
4.		DISTANCE	
5.			
6.			
7.		OTHER	
8.			
9.			
10.			

8 July

	WHAT I DID	WHAT I ATE AND DRANK	TO DO/APPOINTMENTS
5:00			
5:30			
6:00			
6:30			
7:00			
7:30			
8:00			
8:30			
9:00			
9:30			
10:00			
10:30			
11:00			
11:30			
12:00			
12:30			
13:00			
13:30			
14:00			
14:30			
15:00			
15:30			
16:00			
16:30			
17:00			
17:30			
18:00			
18:30			
19:00			
19:30			
20:00			
20:30			
21:00			
21:30			
22:00			
22:30			
23:00			
23:30			

WHAT I AM GRATEFUL FOR		STEPS	TO DO TOMORROW
1.			
2.		CALORIES	
3.			
4.		DISTANCE	
5.			
6.			
7.		OTHER	
8.			
9.			
10.			

9 July

	WHAT I DID	WHAT I ATE AND DRANK	TO DO/APPOINTMENTS
5:00			
5:30			
6:00			
6:30			
7:00			
7:30			
8:00			
8:30			
9:00			
9:30			
10:00			
10:30			
11:00			
11:30			
12:00			
12:30			
13:00			
13:30			
14:00			
14:30			
15:00			
15:30			
16:00			
16:30			
17:00			
17:30			
18:00			
18:30			
19:00			
19:30			
20:00			
20:30			
21:00			
21:30			
22:00			
22:30			
23:00			
23:30			

WHAT I AM GRATEFUL FOR		STEPS	TO DO TOMORROW
1.			
2.		CALORIES	
3.			
4.		DISTANCE	
5.			
6.			
7.		OTHER	
8.			
9.			
10.			

10 July

	WHAT I DID	WHAT I ATE AND DRANK	TO DO/APPOINTMENTS
5:00			
5:30			
6:00			
6:30			
7:00			
7:30			
8:00			
8:30			
9:00			
9:30			
10:00			
10:30			
11:00			
11:30			
12:00			
12:30			
13:00			
13:30			
14:00			
14:30			
15:00			
15:30			
16:00			
16:30			
17:00			
17:30			
18:00			
18:30			
19:00			
19:30			
20:00			
20:30			
21:00			
21:30			
22:00			
22:30			
23:00			
23:30			

WHAT I AM GRATEFUL FOR		STEPS	TO DO TOMORROW
1.			
2.		CALORIES	
3.			
4.		DISTANCE	
5.			
6.			
7.		OTHER	
8.			
9.			
10.			

11 July

	WHAT I DID	WHAT I ATE AND DRANK	TO DO/APPOINTMENTS
5:00			
5:30			
6:00			
6:30			
7:00			
7:30			
8:00			
8:30			
9:00			
9:30			
10:00			
10:30			
11:00			
11:30			
12:00			
12:30			
13:00			
13:30			
14:00			
14:30			
15:00			
15:30			
16:00			
16:30			
17:00			
17:30			
18:00			
18:30			
19:00			
19:30			
20:00			
20:30			
21:00			
21:30			
22:00			
22:30			
23:00			
23:30			

WHAT I AM GRATEFUL FOR		STEPS	TO DO TOMORROW
1.			
2.		CALORIES	
3.			
4.		DISTANCE	
5.			
6.			
7.		OTHER	
8.			
9.			
10.			

12 July

	WHAT I DID	WHAT I ATE AND DRANK	TO DO/APPOINTMENTS
5:00			
5:30			
6:00			
6:30			
7:00			
7:30			
8:00			
8:30			
9:00			
9:30			
10:00			
10:30			
11:00			
11:30			
12:00			
12:30			
13:00			
13:30			
14:00			
14:30			
15:00			
15:30			
16:00			
16:30			
17:00			
17:30			
18:00			
18:30			
19:00			
19:30			
20:00			
20:30			
21:00			
21:30			
22:00			
22:30			
23:00			
23:30			

WHAT I AM GRATEFUL FOR		STEPS	TO DO TOMORROW
1.			
2.		CALORIES	
3.			
4.		DISTANCE	
5.			
6.			
7.		OTHER	
8.			
9.			
10.			

13 July

	WHAT I DID	WHAT I ATE AND DRANK	TO DO/APPOINTMENTS
5:00			
5:30			
6:00			
6:30			
7:00			
7:30			
8:00			
8:30			
9:00			
9:30			
10:00			
10:30			
11:00			
11:30			
12:00			
12:30			
13:00			
13:30			
14:00			
14:30			
15:00			
15:30			
16:00			
16:30			
17:00			
17:30			
18:00			
18:30			
19:00			
19:30			
20:00			
20:30			
21:00			
21:30			
22:00			
22:30			
23:00			
23:30			

WHAT I AM GRATEFUL FOR		STEPS	TO DO TOMORROW
1.			
2.		CALORIES	
3.			
4.		DISTANCE	
5.			
6.			
7.		OTHER	
8.			
9.			
10.			

14 July

	WHAT I DID	WHAT I ATE AND DRANK	TO DO/APPOINTMENTS
5:00			
5:30			
6:00			
6:30			
7:00			
7:30			
8:00			
8:30			
9:00			
9:30			
10:00			
10:30			
11:00			
11:30			
12:00			
12:30			
13:00			
13:30			
14:00			
14:30			
15:00			
15:30			
16:00			
16:30			
17:00			
17:30			
18:00			
18:30			
19:00			
19:30			
20:00			
20:30			
21:00			
21:30			
22:00			
22:30			
23:00			
23:30			

WHAT I AM GRATEFUL FOR		STEPS	TO DO TOMORROW
1.			
2.		CALORIES	
3.			
4.		DISTANCE	
5.			
6.			
7.		OTHER	
8.			
9.			
10.			

15 July

	WHAT I DID	WHAT I ATE AND DRANK	TO DO/APPOINTMENTS
5:00			
5:30			
6:00			
6:30			
7:00			
7:30			
8:00			
8:30			
9:00			
9:30			
10:00			
10:30			
11:00			
11:30			
12:00			
12:30			
13:00			
13:30			
14:00			
14:30			
15:00			
15:30			
16:00			
16:30			
17:00			
17:30			
18:00			
18:30			
19:00			
19:30			
20:00			
20:30			
21:00			
21:30			
22:00			
22:30			
23:00			
23:30			

WHAT I AM GRATEFUL FOR		STEPS	TO DO TOMORROW
1.			
2.		CALORIES	
3.			
4.		DISTANCE	
5.			
6.			
7.		OTHER	
8.			
9.			
10.			

16 July

	WHAT I DID	WHAT I ATE AND DRANK	TO DO/APPOINTMENTS
5:00			
5:30			
6:00			
6:30			
7:00			
7:30			
8:00			
8:30			
9:00			
9:30			
10:00			
10:30			
11:00			
11:30			
12:00			
12:30			
13:00			
13:30			
14:00			
14:30			
15:00			
15:30			
16:00			
16:30			
17:00			
17:30			
18:00			
18:30			
19:00			
19:30			
20:00			
20:30			
21:00			
21:30			
22:00			
22:30			
23:00			
23:30			

WHAT I AM GRATEFUL FOR		STEPS	TO DO TOMORROW
1.			
2.		CALORIES	
3.			
4.		DISTANCE	
5.			
6.			
7.		OTHER	
8.			
9.			
10.			

17 July

	WHAT I DID	WHAT I ATE AND DRANK	TO DO/APPOINTMENTS
5:00			
5:30			
6:00			
6:30			
7:00			
7:30			
8:00			
8:30			
9:00			
9:30			
10:00			
10:30			
11:00			
11:30			
12:00			
12:30			
13:00			
13:30			
14:00			
14:30			
15:00			
15:30			
16:00			
16:30			
17:00			
17:30			
18:00			
18:30			
19:00			
19:30			
20:00			
20:30			
21:00			
21:30			
22:00			
22:30			
23:00			
23:30			

WHAT I AM GRATEFUL FOR		STEPS	TO DO TOMORROW
1.			
2.		CALORIES	
3.			
4.		DISTANCE	
5.			
6.			
7.		OTHER	
8.			
9.			
10.			

18 July

	WHAT I DID	WHAT I ATE AND DRANK	TO DO/APPOINTMENTS
5:00			
5:30			
6:00			
6:30			
7:00			
7:30			
8:00			
8:30			
9:00			
9:30			
10:00			
10:30			
11:00			
11:30			
12:00			
12:30			
13:00			
13:30			
14:00			
14:30			
15:00			
15:30			
16:00			
16:30			
17:00			
17:30			
18:00			
18:30			
19:00			
19:30			
20:00			
20:30			
21:00			
21:30			
22:00			
22:30			
23:00			
23:30			

WHAT I AM GRATEFUL FOR		STEPS	TO DO TOMORROW
1.			
2.		CALORIES	
3.			
4.		DISTANCE	
5.			
6.			
7.		OTHER	
8.			
9.			
10.			

19 July

	WHAT I DID	WHAT I ATE AND DRANK	TO DO/APPOINTMENTS
5:00			
5:30			
6:00			
6:30			
7:00			
7:30			
8:00			
8:30			
9:00			
9:30			
10:00			
10:30			
11:00			
11:30			
12:00			
12:30			
13:00			
13:30			
14:00			
14:30			
15:00			
15:30			
16:00			
16:30			
17:00			
17:30			
18:00			
18:30			
19:00			
19:30			
20:00			
20:30			
21:00			
21:30			
22:00			
22:30			
23:00			
23:30			

WHAT I AM GRATEFUL FOR		STEPS	TO DO TOMORROW
1.			
2.		CALORIES	
3.			
4.		DISTANCE	
5.			
6.			
7.		OTHER	
8.			
9.			
10.			

20 July

	WHAT I DID	WHAT I ATE AND DRANK	TO DO/APPOINTMENTS
5:00			
5:30			
6:00			
6:30			
7:00			
7:30			
8:00			
8:30			
9:00			
9:30			
10:00			
10:30			
11:00			
11:30			
12:00			
12:30			
13:00			
13:30			
14:00			
14:30			
15:00			
15:30			
16:00			
16:30			
17:00			
17:30			
18:00			
18:30			
19:00			
19:30			
20:00			
20:30			
21:00			
21:30			
22:00			
22:30			
23:00			
23:30			

WHAT I AM GRATEFUL FOR		STEPS	TO DO TOMORROW
1.			
2.		CALORIES	
3.			
4.		DISTANCE	
5.			
6.			
7.		OTHER	
8.			
9.			
10.			

21 July

	WHAT I DID	WHAT I ATE AND DRANK	TO DO/APPOINTMENTS
5:00			
5:30			
6:00			
6:30			
7:00			
7:30			
8:00			
8:30			
9:00			
9:30			
10:00			
10:30			
11:00			
11:30			
12:00			
12:30			
13:00			
13:30			
14:00			
14:30			
15:00			
15:30			
16:00			
16:30			
17:00			
17:30			
18:00			
18:30			
19:00			
19:30			
20:00			
20:30			
21:00			
21:30			
22:00			
22:30			
23:00			
23:30			

WHAT I AM GRATEFUL FOR		STEPS	TO DO TOMORROW
1.			
2.		CALORIES	
3.			
4.		DISTANCE	
5.			
6.			
7.		OTHER	
8.			
9.			
10.			

22 July

	WHAT I DID	WHAT I ATE AND DRANK	TO DO/APPOINTMENTS
5:00			
5:30			
6:00			
6:30			
7:00			
7:30			
8:00			
8:30			
9:00			
9:30			
10:00			
10:30			
11:00			
11:30			
12:00			
12:30			
13:00			
13:30			
14:00			
14:30			
15:00			
15:30			
16:00			
16:30			
17:00			
17:30			
18:00			
18:30			
19:00			
19:30			
20:00			
20:30			
21:00			
21:30			
22:00			
22:30			
23:00			
23:30			

WHAT I AM GRATEFUL FOR		STEPS	TO DO TOMORROW
1.			
2.		CALORIES	
3.			
4.		DISTANCE	
5.			
6.			
7.		OTHER	
8.			
9.			
10.			

23 July

	WHAT I DID	WHAT I ATE AND DRANK	TO DO/APPOINTMENTS
5:00			
5:30			
6:00			
6:30			
7:00			
7:30			
8:00			
8:30			
9:00			
9:30			
10:00			
10:30			
11:00			
11:30			
12:00			
12:30			
13:00			
13:30			
14:00			
14:30			
15:00			
15:30			
16:00			
16:30			
17:00			
17:30			
18:00			
18:30			
19:00			
19:30			
20:00			
20:30			
21:00			
21:30			
22:00			
22:30			
23:00			
23:30			

WHAT I AM GRATEFUL FOR		STEPS	TO DO TOMORROW
1.			
2.		CALORIES	
3.			
4.		DISTANCE	
5.			
6.			
7.		OTHER	
8.			
9.			
10.			

24 July

	WHAT I DID	WHAT I ATE AND DRANK	TO DO/APPOINTMENTS
5:00			
5:30			
6:00			
6:30			
7:00			
7:30			
8:00			
8:30			
9:00			
9:30			
10:00			
10:30			
11:00			
11:30			
12:00			
12:30			
13:00			
13:30			
14:00			
14:30			
15:00			
15:30			
16:00			
16:30			
17:00			
17:30			
18:00			
18:30			
19:00			
19:30			
20:00			
20:30			
21:00			
21:30			
22:00			
22:30			
23:00			
23:30			

WHAT I AM GRATEFUL FOR		STEPS	TO DO TOMORROW
1.			
2.		CALORIES	
3.			
4.		DISTANCE	
5.			
6.			
7.		OTHER	
8.			
9.			
10.			

25 July

	WHAT I DID	WHAT I ATE AND DRANK	TO DO/APPOINTMENTS
5:00			
5:30			
6:00			
6:30			
7:00			
7:30			
8:00			
8:30			
9:00			
9:30			
10:00			
10:30			
11:00			
11:30			
12:00			
12:30			
13:00			
13:30			
14:00			
14:30			
15:00			
15:30			
16:00			
16:30			
17:00			
17:30			
18:00			
18:30			
19:00			
19:30			
20:00			
20:30			
21:00			
21:30			
22:00			
22:30			
23:00			
23:30			

WHAT I AM GRATEFUL FOR		STEPS	TO DO TOMORROW
1.			
2.		CALORIES	
3.			
4.		DISTANCE	
5.			
6.			
7.		OTHER	
8.			
9.			
10.			

26 July

	WHAT I DID	WHAT I ATE AND DRANK	TO DO/APPOINTMENTS
5:00			
5:30			
6:00			
6:30			
7:00			
7:30			
8:00			
8:30			
9:00			
9:30			
10:00			
10:30			
11:00			
11:30			
12:00			
12:30			
13:00			
13:30			
14:00			
14:30			
15:00			
15:30			
16:00			
16:30			
17:00			
17:30			
18:00			
18:30			
19:00			
19:30			
20:00			
20:30			
21:00			
21:30			
22:00			
22:30			
23:00			
23:30			

WHAT I AM GRATEFUL FOR		STEPS	TO DO TOMORROW
1.			
2.		CALORIES	
3.			
4.		DISTANCE	
5.			
6.			
7.		OTHER	
8.			
9.			
10.			

27 July

	WHAT I DID	WHAT I ATE AND DRANK	TO DO/APPOINTMENTS
5:00			
5:30			
6:00			
6:30			
7:00			
7:30			
8:00			
8:30			
9:00			
9:30			
10:00			
10:30			
11:00			
11:30			
12:00			
12:30			
13:00			
13:30			
14:00			
14:30			
15:00			
15:30			
16:00			
16:30			
17:00			
17:30			
18:00			
18:30			
19:00			
19:30			
20:00			
20:30			
21:00			
21:30			
22:00			
22:30			
23:00			
23:30			

WHAT I AM GRATEFUL FOR			TO DO TOMORROW
1.		STEPS	
2.		CALORIES	
3.			
4.		DISTANCE	
5.			
6.			
7.		OTHER	
8.			
9.			
10.			

28 July

	WHAT I DID	WHAT I ATE AND DRANK	TO DO/APPOINTMENTS
5:00			
5:30			
6:00			
6:30			
7:00			
7:30			
8:00			
8:30			
9:00			
9:30			
10:00			
10:30			
11:00			
11:30			
12:00			
12:30			
13:00			
13:30			
14:00			
14:30			
15:00			
15:30			
16:00			
16:30			
17:00			
17:30			
18:00			
18:30			
19:00			
19:30			
20:00			
20:30			
21:00			
21:30			
22:00			
22:30			
23:00			
23:30			

WHAT I AM GRATEFUL FOR		STEPS	TO DO TOMORROW
1.			
2.		CALORIES	
3.			
4.		DISTANCE	
5.			
6.			
7.		OTHER	
8.			
9.			
10.			

29 July

	WHAT I DID	WHAT I ATE AND DRANK	TO DO/APPOINTMENTS
5:00			
5:30			
6:00			
6:30			
7:00			
7:30			
8:00			
8:30			
9:00			
9:30			
10:00			
10:30			
11:00			
11:30			
12:00			
12:30			
13:00			
13:30			
14:00			
14:30			
15:00			
15:30			
16:00			
16:30			
17:00			
17:30			
18:00			
18:30			
19:00			
19:30			
20:00			
20:30			
21:00			
21:30			
22:00			
22:30			
23:00			
23:30			

WHAT I AM GRATEFUL FOR		STEPS	TO DO TOMORROW
1.			
2.		CALORIES	
3.			
4.		DISTANCE	
5.			
6.			
7.		OTHER	
8.			
9.			
10.			

30 July

	WHAT I DID	WHAT I ATE AND DRANK	TO DO/APPOINTMENTS
5:00			
5:30			
6:00			
6:30			
7:00			
7:30			
8:00			
8:30			
9:00			
9:30			
10:00			
10:30			
11:00			
11:30			
12:00			
12:30			
13:00			
13:30			
14:00			
14:30			
15:00			
15:30			
16:00			
16:30			
17:00			
17:30			
18:00			
18:30			
19:00			
19:30			
20:00			
20:30			
21:00			
21:30			
22:00			
22:30			
23:00			
23:30			

WHAT I AM GRATEFUL FOR		STEPS	TO DO TOMORROW
1.			
2.		CALORIES	
3.			
4.		DISTANCE	
5.			
6.			
7.		OTHER	
8.			
9.			
10.			

31 July

	WHAT I DID	WHAT I ATE AND DRANK	TO DO/APPOINTMENTS
5:00			
5:30			
6:00			
6:30			
7:00			
7:30			
8:00			
8:30			
9:00			
9:30			
10:00			
10:30			
11:00			
11:30			
12:00			
12:30			
13:00			
13:30			
14:00			
14:30			
15:00			
15:30			
16:00			
16:30			
17:00			
17:30			
18:00			
18:30			
19:00			
19:30			
20:00			
20:30			
21:00			
21:30			
22:00			
22:30			
23:00			
23:30			

WHAT I AM GRATEFUL FOR		STEPS	TO DO TOMORROW
1.			
2.		CALORIES	
3.			
4.		DISTANCE	
5.			
6.			
7.		OTHER	
8.			
9.			
10.			

August--Monthly Goals

Week 1	Week 2	Week 3	Week 4	Week 5

1 August

	WHAT I DID	WHAT I ATE AND DRANK	TO DO/APPOINTMENTS
5:00			
5:30			
6:00			
6:30			
7:00			
7:30			
8:00			
8:30			
9:00			
9:30			
10:00			
10:30			
11:00			
11:30			
12:00			
12:30			
13:00			
13:30			
14:00			
14:30			
15:00			
15:30			
16:00			
16:30			
17:00			
17:30			
18:00			
18:30			
19:00			
19:30			
20:00			
20:30			
21:00			
21:30			
22:00			
22:30			
23:00			
23:30			

WHAT I AM GRATEFUL FOR		STEPS	TO DO TOMORROW
1.			
2.		CALORIES	
3.			
4.		DISTANCE	
5.			
6.			
7.		OTHER	
8.			
9.			
10.			

2 August

	WHAT I DID	WHAT I ATE AND DRANK	TO DO/APPOINTMENTS
5:00			
5:30			
6:00			
6:30			
7:00			
7:30			
8:00			
8:30			
9:00			
9:30			
10:00			
10:30			
11:00			
11:30			
12:00			
12:30			
13:00			
13:30			
14:00			
14:30			
15:00			
15:30			
16:00			
16:30			
17:00			
17:30			
18:00			
18:30			
19:00			
19:30			
20:00			
20:30			
21:00			
21:30			
22:00			
22:30			
23:00			
23:30			

WHAT I AM GRATEFUL FOR		STEPS	TO DO TOMORROW
1.			
2.		CALORIES	
3.			
4.		DISTANCE	
5.			
6.			
7.		OTHER	
8.			
9.			
10.			

3 August

	WHAT I DID	WHAT I ATE AND DRANK	TO DO/APPOINTMENTS
5:00			
5:30			
6:00			
6:30			
7:00			
7:30			
8:00			
8:30			
9:00			
9:30			
10:00			
10:30			
11:00			
11:30			
12:00			
12:30			
13:00			
13:30			
14:00			
14:30			
15:00			
15:30			
16:00			
16:30			
17:00			
17:30			
18:00			
18:30			
19:00			
19:30			
20:00			
20:30			
21:00			
21:30			
22:00			
22:30			
23:00			
23:30			

WHAT I AM GRATEFUL FOR			
1.		STEPS	TO DO TOMORROW
2.		CALORIES	
3.			
4.		DISTANCE	
5.			
6.			
7.		OTHER	
8.			
9.			
10.			

4 August

	WHAT I DID	WHAT I ATE AND DRANK	TO DO/APPOINTMENTS
5:00			
5:30			
6:00			
6:30			
7:00			
7:30			
8:00			
8:30			
9:00			
9:30			
10:00			
10:30			
11:00			
11:30			
12:00			
12:30			
13:00			
13:30			
14:00			
14:30			
15:00			
15:30			
16:00			
16:30			
17:00			
17:30			
18:00			
18:30			
19:00			
19:30			
20:00			
20:30			
21:00			
21:30			
22:00			
22:30			
23:00			
23:30			

WHAT I AM GRATEFUL FOR		STEPS	TO DO TOMORROW
1.			
2.		CALORIES	
3.			
4.		DISTANCE	
5.			
6.			
7.		OTHER	
8.			
9.			
10.			

5 August

	WHAT I DID	WHAT I ATE AND DRANK	TO DO/APPOINTMENTS
5:00			
5:30			
6:00			
6:30			
7:00			
7:30			
8:00			
8:30			
9:00			
9:30			
10:00			
10:30			
11:00			
11:30			
12:00			
12:30			
13:00			
13:30			
14:00			
14:30			
15:00			
15:30			
16:00			
16:30			
17:00			
17:30			
18:00			
18:30			
19:00			
19:30			
20:00			
20:30			
21:00			
21:30			
22:00			
22:30			
23:00			
23:30			

WHAT I AM GRATEFUL FOR		STEPS	TO DO TOMORROW
1.			
2.		CALORIES	
3.			
4.		DISTANCE	
5.			
6.			
7.		OTHER	
8.			
9.			
10.			

6 August

	WHAT I DID	WHAT I ATE AND DRANK	TO DO/APPOINTMENTS
5:00			
5:30			
6:00			
6:30			
7:00			
7:30			
8:00			
8:30			
9:00			
9:30			
10:00			
10:30			
11:00			
11:30			
12:00			
12:30			
13:00			
13:30			
14:00			
14:30			
15:00			
15:30			
16:00			
16:30			
17:00			
17:30			
18:00			
18:30			
19:00			
19:30			
20:00			
20:30			
21:00			
21:30			
22:00			
22:30			
23:00			
23:30			

WHAT I AM GRATEFUL FOR		STEPS	TO DO TOMORROW
1.			
2.		CALORIES	
3.			
4.		DISTANCE	
5.			
6.			
7.		OTHER	
8.			
9.			
10.			

7 August

	WHAT I DID	WHAT I ATE AND DRANK	TO DO/APPOINTMENTS
5:00			
5:30			
6:00			
6:30			
7:00			
7:30			
8:00			
8:30			
9:00			
9:30			
10:00			
10:30			
11:00			
11:30			
12:00			
12:30			
13:00			
13:30			
14:00			
14:30			
15:00			
15:30			
16:00			
16:30			
17:00			
17:30			
18:00			
18:30			
19:00			
19:30			
20:00			
20:30			
21:00			
21:30			
22:00			
22:30			
23:00			
23:30			

WHAT I AM GRATEFUL FOR		STEPS	TO DO TOMORROW
1.			
2.		CALORIES	
3.			
4.		DISTANCE	
5.			
6.			
7.		OTHER	
8.			
9.			
10.			

8 August

	WHAT I DID	WHAT I ATE AND DRANK	TO DO/APPOINTMENTS
5:00			
5:30			
6:00			
6:30			
7:00			
7:30			
8:00			
8:30			
9:00			
9:30			
10:00			
10:30			
11:00			
11:30			
12:00			
12:30			
13:00			
13:30			
14:00			
14:30			
15:00			
15:30			
16:00			
16:30			
17:00			
17:30			
18:00			
18:30			
19:00			
19:30			
20:00			
20:30			
21:00			
21:30			
22:00			
22:30			
23:00			
23:30			

WHAT I AM GRATEFUL FOR		STEPS	TO DO TOMORROW
1.			
2.		CALORIES	
3.			
4.		DISTANCE	
5.			
6.			
7.		OTHER	
8.			
9.			
10.			

9 August

	WHAT I DID	WHAT I ATE AND DRANK	TO DO/APPOINTMENTS
5:00			
5:30			
6:00			
6:30			
7:00			
7:30			
8:00			
8:30			
9:00			
9:30			
10:00			
10:30			
11:00			
11:30			
12:00			
12:30			
13:00			
13:30			
14:00			
14:30			
15:00			
15:30			
16:00			
16:30			
17:00			
17:30			
18:00			
18:30			
19:00			
19:30			
20:00			
20:30			
21:00			
21:30			
22:00			
22:30			
23:00			
23:30			

WHAT I AM GRATEFUL FOR			
1.		STEPS	TO DO TOMORROW
2.		CALORIES	
3.			
4.		DISTANCE	
5.			
6.			
7.		OTHER	
8.			
9.			
10.			

10 August

	WHAT I DID	WHAT I ATE AND DRANK	TO DO/APPOINTMENTS
5:00			
5:30			
6:00			
6:30			
7:00			
7:30			
8:00			
8:30			
9:00			
9:30			
10:00			
10:30			
11:00			
11:30			
12:00			
12:30			
13:00			
13:30			
14:00			
14:30			
15:00			
15:30			
16:00			
16:30			
17:00			
17:30			
18:00			
18:30			
19:00			
19:30			
20:00			
20:30			
21:00			
21:30			
22:00			
22:30			
23:00			
23:30			

WHAT I AM GRATEFUL FOR		STEPS	TO DO TOMORROW
1.			
2.		CALORIES	
3.			
4.		DISTANCE	
5.			
6.			
7.		OTHER	
8.			
9.			
10.			

11 August

	WHAT I DID	WHAT I ATE AND DRANK	TO DO/APPOINTMENTS
5:00			
5:30			
6:00			
6:30			
7:00			
7:30			
8:00			
8:30			
9:00			
9:30			
10:00			
10:30			
11:00			
11:30			
12:00			
12:30			
13:00			
13:30			
14:00			
14:30			
15:00			
15:30			
16:00			
16:30			
17:00			
17:30			
18:00			
18:30			
19:00			
19:30			
20:00			
20:30			
21:00			
21:30			
22:00			
22:30			
23:00			
23:30			

WHAT I AM GRATEFUL FOR		STEPS	TO DO TOMORROW
1.			
2.		CALORIES	
3.			
4.		DISTANCE	
5.			
6.			
7.		OTHER	
8.			
9.			
10.			

12 August

	WHAT I DID	WHAT I ATE AND DRANK	TO DO/APPOINTMENTS
5:00			
5:30			
6:00			
6:30			
7:00			
7:30			
8:00			
8:30			
9:00			
9:30			
10:00			
10:30			
11:00			
11:30			
12:00			
12:30			
13:00			
13:30			
14:00			
14:30			
15:00			
15:30			
16:00			
16:30			
17:00			
17:30			
18:00			
18:30			
19:00			
19:30			
20:00			
20:30			
21:00			
21:30			
22:00			
22:30			
23:00			
23:30			

WHAT I AM GRATEFUL FOR		STEPS	TO DO TOMORROW
1.			
2.		CALORIES	
3.			
4.		DISTANCE	
5.			
6.			
7.		OTHER	
8.			
9.			
10.			

13 August

	WHAT I DID	WHAT I ATE AND DRANK	TO DO/APPOINTMENTS
5:00			
5:30			
6:00			
6:30			
7:00			
7:30			
8:00			
8:30			
9:00			
9:30			
10:00			
10:30			
11:00			
11:30			
12:00			
12:30			
13:00			
13:30			
14:00			
14:30			
15:00			
15:30			
16:00			
16:30			
17:00			
17:30			
18:00			
18:30			
19:00			
19:30			
20:00			
20:30			
21:00			
21:30			
22:00			
22:30			
23:00			
23:30			

WHAT I AM GRATEFUL FOR		STEPS	TO DO TOMORROW
1.			
2.		CALORIES	
3.			
4.		DISTANCE	
5.			
6.			
7.		OTHER	
8.			
9.			
10.			

14 August

	WHAT I DID	WHAT I ATE AND DRANK	TO DO/APPOINTMENTS
5:00			
5:30			
6:00			
6:30			
7:00			
7:30			
8:00			
8:30			
9:00			
9:30			
10:00			
10:30			
11:00			
11:30			
12:00			
12:30			
13:00			
13:30			
14:00			
14:30			
15:00			
15:30			
16:00			
16:30			
17:00			
17:30			
18:00			
18:30			
19:00			
19:30			
20:00			
20:30			
21:00			
21:30			
22:00			
22:30			
23:00			
23:30			

WHAT I AM GRATEFUL FOR		STEPS	TO DO TOMORROW
1.			
2.		CALORIES	
3.			
4.		DISTANCE	
5.			
6.			
7.		OTHER	
8.			
9.			
10.			

15 August

	WHAT I DID	WHAT I ATE AND DRANK	TO DO/APPOINTMENTS
5:00			
5:30			
6:00			
6:30			
7:00			
7:30			
8:00			
8:30			
9:00			
9:30			
10:00			
10:30			
11:00			
11:30			
12:00			
12:30			
13:00			
13:30			
14:00			
14:30			
15:00			
15:30			
16:00			
16:30			
17:00			
17:30			
18:00			
18:30			
19:00			
19:30			
20:00			
20:30			
21:00			
21:30			
22:00			
22:30			
23:00			
23:30			

WHAT I AM GRATEFUL FOR		STEPS	TO DO TOMORROW
1.			
2.		CALORIES	
3.			
4.		DISTANCE	
5.			
6.			
7.		OTHER	
8.			
9.			
10.			

16 August

	WHAT I DID	WHAT I ATE AND DRANK	TO DO/APPOINTMENTS
5:00			
5:30			
6:00			
6:30			
7:00			
7:30			
8:00			
8:30			
9:00			
9:30			
10:00			
10:30			
11:00			
11:30			
12:00			
12:30			
13:00			
13:30			
14:00			
14:30			
15:00			
15:30			
16:00			
16:30			
17:00			
17:30			
18:00			
18:30			
19:00			
19:30			
20:00			
20:30			
21:00			
21:30			
22:00			
22:30			
23:00			
23:30			

WHAT I AM GRATEFUL FOR		STEPS	TO DO TOMORROW
1.			
2.		CALORIES	
3.			
4.		DISTANCE	
5.			
6.			
7.		OTHER	
8.			
9.			
10.			

17 August

	WHAT I DID	WHAT I ATE AND DRANK	TO DO/APPOINTMENTS
5:00			
5:30			
6:00			
6:30			
7:00			
7:30			
8:00			
8:30			
9:00			
9:30			
10:00			
10:30			
11:00			
11:30			
12:00			
12:30			
13:00			
13:30			
14:00			
14:30			
15:00			
15:30			
16:00			
16:30			
17:00			
17:30			
18:00			
18:30			
19:00			
19:30			
20:00			
20:30			
21:00			
21:30			
22:00			
22:30			
23:00			
23:30			

WHAT I AM GRATEFUL FOR		STEPS	TO DO TOMORROW
1.			
2.		CALORIES	
3.			
4.		DISTANCE	
5.			
6.			
7.		OTHER	
8.			
9.			
10.			

18 August

	WHAT I DID	WHAT I ATE AND DRANK	TO DO/APPOINTMENTS
5:00			
5:30			
6:00			
6:30			
7:00			
7:30			
8:00			
8:30			
9:00			
9:30			
10:00			
10:30			
11:00			
11:30			
12:00			
12:30			
13:00			
13:30			
14:00			
14:30			
15:00			
15:30			
16:00			
16:30			
17:00			
17:30			
18:00			
18:30			
19:00			
19:30			
20:00			
20:30			
21:00			
21:30			
22:00			
22:30			
23:00			
23:30			

WHAT I AM GRATEFUL FOR		STEPS	TO DO TOMORROW
1.			
2.		CALORIES	
3.			
4.		DISTANCE	
5.			
6.			
7.		OTHER	
8.			
9.			
10.			

19 August

	WHAT I DID	WHAT I ATE AND DRANK	TO DO/APPOINTMENTS
5:00			
5:30			
6:00			
6:30			
7:00			
7:30			
8:00			
8:30			
9:00			
9:30			
10:00			
10:30			
11:00			
11:30			
12:00			
12:30			
13:00			
13:30			
14:00			
14:30			
15:00			
15:30			
16:00			
16:30			
17:00			
17:30			
18:00			
18:30			
19:00			
19:30			
20:00			
20:30			
21:00			
21:30			
22:00			
22:30			
23:00			
23:30			

WHAT I AM GRATEFUL FOR			TO DO TOMORROW
1.		STEPS	
2.		CALORIES	
3.			
4.		DISTANCE	
5.			
6.			
7.		OTHER	
8.			
9.			
10.			

20 August

	WHAT I DID	WHAT I ATE AND DRANK	TO DO/APPOINTMENTS
5:00			
5:30			
6:00			
6:30			
7:00			
7:30			
8:00			
8:30			
9:00			
9:30			
10:00			
10:30			
11:00			
11:30			
12:00			
12:30			
13:00			
13:30			
14:00			
14:30			
15:00			
15:30			
16:00			
16:30			
17:00			
17:30			
18:00			
18:30			
19:00			
19:30			
20:00			
20:30			
21:00			
21:30			
22:00			
22:30			
23:00			
23:30			

WHAT I AM GRATEFUL FOR		STEPS	TO DO TOMORROW
1.			
2.		CALORIES	
3.			
4.		DISTANCE	
5.			
6.			
7.		OTHER	
8.			
9.			
10.			

21 August

	WHAT I DID	WHAT I ATE AND DRANK	TO DO/APPOINTMENTS
5:00			
5:30			
6:00			
6:30			
7:00			
7:30			
8:00			
8:30			
9:00			
9:30			
10:00			
10:30			
11:00			
11:30			
12:00			
12:30			
13:00			
13:30			
14:00			
14:30			
15:00			
15:30			
16:00			
16:30			
17:00			
17:30			
18:00			
18:30			
19:00			
19:30			
20:00			
20:30			
21:00			
21:30			
22:00			
22:30			
23:00			
23:30			

WHAT I AM GRATEFUL FOR				STEPS	TO DO TOMORROW
1.					
2.				CALORIES	
3.					
4.				DISTANCE	
5.					
6.					
7.				OTHER	
8.					
9.					
10.					

22 August

Time	WHAT I DID	WHAT I ATE AND DRANK	TO DO/APPOINTMENTS
5:00			
5:30			
6:00			
6:30			
7:00			
7:30			
8:00			
8:30			
9:00			
9:30			
10:00			
10:30			
11:00			
11:30			
12:00			
12:30			
13:00			
13:30			
14:00			
14:30			
15:00			
15:30			
16:00			
16:30			
17:00			
17:30			
18:00			
18:30			
19:00			
19:30			
20:00			
20:30			
21:00			
21:30			
22:00			
22:30			
23:00			
23:30			

WHAT I AM GRATEFUL FOR		STEPS	TO DO TOMORROW
1.			
2.		CALORIES	
3.			
4.		DISTANCE	
5.			
6.			
7.		OTHER	
8.			
9.			
10.			

23 August

	WHAT I DID	WHAT I ATE AND DRANK	TO DO/APPOINTMENTS
5:00			
5:30			
6:00			
6:30			
7:00			
7:30			
8:00			
8:30			
9:00			
9:30			
10:00			
10:30			
11:00			
11:30			
12:00			
12:30			
13:00			
13:30			
14:00			
14:30			
15:00			
15:30			
16:00			
16:30			
17:00			
17:30			
18:00			
18:30			
19:00			
19:30			
20:00			
20:30			
21:00			
21:30			
22:00			
22:30			
23:00			
23:30			

WHAT I AM GRATEFUL FOR		STEPS	TO DO TOMORROW
1.			
2.		CALORIES	
3.			
4.		DISTANCE	
5.			
6.			
7.		OTHER	
8.			
9.			
10.			

24 August

	WHAT I DID	WHAT I ATE AND DRANK	TO DO/APPOINTMENTS
5:00			
5:30			
6:00			
6:30			
7:00			
7:30			
8:00			
8:30			
9:00			
9:30			
10:00			
10:30			
11:00			
11:30			
12:00			
12:30			
13:00			
13:30			
14:00			
14:30			
15:00			
15:30			
16:00			
16:30			
17:00			
17:30			
18:00			
18:30			
19:00			
19:30			
20:00			
20:30			
21:00			
21:30			
22:00			
22:30			
23:00			
23:30			

WHAT I AM GRATEFUL FOR		STEPS	TO DO TOMORROW
1.			
2.		CALORIES	
3.			
4.		DISTANCE	
5.			
6.			
7.		OTHER	
8.			
9.			
10.			

25 August

	WHAT I DID	WHAT I ATE AND DRANK	TO DO/APPOINTMENTS
5:00			
5:30			
6:00			
6:30			
7:00			
7:30			
8:00			
8:30			
9:00			
9:30			
10:00			
10:30			
11:00			
11:30			
12:00			
12:30			
13:00			
13:30			
14:00			
14:30			
15:00			
15:30			
16:00			
16:30			
17:00			
17:30			
18:00			
18:30			
19:00			
19:30			
20:00			
20:30			
21:00			
21:30			
22:00			
22:30			
23:00			
23:30			

WHAT I AM GRATEFUL FOR		STEPS	TO DO TOMORROW
1.			
2.		CALORIES	
3.			
4.		DISTANCE	
5.			
6.			
7.		OTHER	
8.			
9.			
10.			

26 August

	WHAT I DID	WHAT I ATE AND DRANK	TO DO/APPOINTMENTS
5:00			
5:30			
6:00			
6:30			
7:00			
7:30			
8:00			
8:30			
9:00			
9:30			
10:00			
10:30			
11:00			
11:30			
12:00			
12:30			
13:00			
13:30			
14:00			
14:30			
15:00			
15:30			
16:00			
16:30			
17:00			
17:30			
18:00			
18:30			
19:00			
19:30			
20:00			
20:30			
21:00			
21:30			
22:00			
22:30			
23:00			
23:30			

WHAT I AM GRATEFUL FOR		STEPS	TO DO TOMORROW
1.			
2.		CALORIES	
3.			
4.		DISTANCE	
5.			
6.			
7.		OTHER	
8.			
9.			
10.			

27 August

	WHAT I DID	WHAT I ATE AND DRANK	TO DO/APPOINTMENTS
5:00			
5:30			
6:00			
6:30			
7:00			
7:30			
8:00			
8:30			
9:00			
9:30			
10:00			
10:30			
11:00			
11:30			
12:00			
12:30			
13:00			
13:30			
14:00			
14:30			
15:00			
15:30			
16:00			
16:30			
17:00			
17:30			
18:00			
18:30			
19:00			
19:30			
20:00			
20:30			
21:00			
21:30			
22:00			
22:30			
23:00			
23:30			

WHAT I AM GRATEFUL FOR		STEPS	TO DO TOMORROW
1.			
2.		CALORIES	
3.			
4.		DISTANCE	
5.			
6.			
7.		OTHER	
8.			
9.			
10.			

28 August

	WHAT I DID	WHAT I ATE AND DRANK	TO DO/APPOINTMENTS
5:00			
5:30			
6:00			
6:30			
7:00			
7:30			
8:00			
8:30			
9:00			
9:30			
10:00			
10:30			
11:00			
11:30			
12:00			
12:30			
13:00			
13:30			
14:00			
14:30			
15:00			
15:30			
16:00			
16:30			
17:00			
17:30			
18:00			
18:30			
19:00			
19:30			
20:00			
20:30			
21:00			
21:30			
22:00			
22:30			
23:00			
23:30			

WHAT I AM GRATEFUL FOR		STEPS	TO DO TOMORROW
1.			
2.		CALORIES	
3.			
4.		DISTANCE	
5.			
6.			
7.		OTHER	
8.			
9.			
10.			

29 August

	WHAT I DID	WHAT I ATE AND DRANK	TO DO/APPOINTMENTS
5:00			
5:30			
6:00			
6:30			
7:00			
7:30			
8:00			
8:30			
9:00			
9:30			
10:00			
10:30			
11:00			
11:30			
12:00			
12:30			
13:00			
13:30			
14:00			
14:30			
15:00			
15:30			
16:00			
16:30			
17:00			
17:30			
18:00			
18:30			
19:00			
19:30			
20:00			
20:30			
21:00			
21:30			
22:00			
22:30			
23:00			
23:30			

WHAT I AM GRATEFUL FOR		STEPS	TO DO TOMORROW
1.			
2.		CALORIES	
3.			
4.		DISTANCE	
5.			
6.			
7.		OTHER	
8.			
9.			
10.			

30 August

	WHAT I DID	WHAT I ATE AND DRANK	TO DO/APPOINTMENTS
5:00			
5:30			
6:00			
6:30			
7:00			
7:30			
8:00			
8:30			
9:00			
9:30			
10:00			
10:30			
11:00			
11:30			
12:00			
12:30			
13:00			
13:30			
14:00			
14:30			
15:00			
15:30			
16:00			
16:30			
17:00			
17:30			
18:00			
18:30			
19:00			
19:30			
20:00			
20:30			
21:00			
21:30			
22:00			
22:30			
23:00			
23:30			

WHAT I AM GRATEFUL FOR		STEPS	TO DO TOMORROW
1.			
2.		CALORIES	
3.			
4.		DISTANCE	
5.			
6.			
7.		OTHER	
8.			
9.			
10.			

31 August

	WHAT I DID	WHAT I ATE AND DRANK	TO DO/APPOINTMENTS
5:00			
5:30			
6:00			
6:30			
7:00			
7:30			
8:00			
8:30			
9:00			
9:30			
10:00			
10:30			
11:00			
11:30			
12:00			
12:30			
13:00			
13:30			
14:00			
14:30			
15:00			
15:30			
16:00			
16:30			
17:00			
17:30			
18:00			
18:30			
19:00			
19:30			
20:00			
20:30			
21:00			
21:30			
22:00			
22:30			
23:00			
23:30			

WHAT I AM GRATEFUL FOR		STEPS	TO DO TOMORROW
1.			
2.		CALORIES	
3.			
4.		DISTANCE	
5.			
6.			
7.		OTHER	
8.			
9.			
10.			

September--Monthly Goals

Week 1	Week 2	Week 3	Week 4	Week 5

1 September

	WHAT I DID	WHAT I ATE AND DRANK	TO DO/APPOINTMENTS
5:00			
5:30			
6:00			
6:30			
7:00			
7:30			
8:00			
8:30			
9:00			
9:30			
10:00			
10:30			
11:00			
11:30			
12:00			
12:30			
13:00			
13:30			
14:00			
14:30			
15:00			
15:30			
16:00			
16:30			
17:00			
17:30			
18:00			
18:30			
19:00			
19:30			
20:00			
20:30			
21:00			
21:30			
22:00			
22:30			
23:00			
23:30			

WHAT I AM GRATEFUL FOR		STEPS	TO DO TOMORROW
1.			
2.		CALORIES	
3.			
4.		DISTANCE	
5.			
6.			
7.		OTHER	
8.			
9.			
10.			

2 September

	WHAT I DID	WHAT I ATE AND DRANK	TO DO/APPOINTMENTS
5:00			
5:30			
6:00			
6:30			
7:00			
7:30			
8:00			
8:30			
9:00			
9:30			
10:00			
10:30			
11:00			
11:30			
12:00			
12:30			
13:00			
13:30			
14:00			
14:30			
15:00			
15:30			
16:00			
16:30			
17:00			
17:30			
18:00			
18:30			
19:00			
19:30			
20:00			
20:30			
21:00			
21:30			
22:00			
22:30			
23:00			
23:30			

WHAT I AM GRATEFUL FOR			
1.		STEPS	TO DO TOMORROW
2.		CALORIES	
3.			
4.		DISTANCE	
5.			
6.			
7.		OTHER	
8.			
9.			
10.			

3 September

	WHAT I DID	WHAT I ATE AND DRANK	TO DO/APPOINTMENTS
5:00			
5:30			
6:00			
6:30			
7:00			
7:30			
8:00			
8:30			
9:00			
9:30			
10:00			
10:30			
11:00			
11:30			
12:00			
12:30			
13:00			
13:30			
14:00			
14:30			
15:00			
15:30			
16:00			
16:30			
17:00			
17:30			
18:00			
18:30			
19:00			
19:30			
20:00			
20:30			
21:00			
21:30			
22:00			
22:30			
23:00			
23:30			

WHAT I AM GRATEFUL FOR		STEPS	TO DO TOMORROW
1.			
2.		CALORIES	
3.			
4.		DISTANCE	
5.			
6.			
7.		OTHER	
8.			
9.			
10.			

4 September

	WHAT I DID	WHAT I ATE AND DRANK	TO DO/APPOINTMENTS
5:00			
5:30			
6:00			
6:30			
7:00			
7:30			
8:00			
8:30			
9:00			
9:30			
10:00			
10:30			
11:00			
11:30			
12:00			
12:30			
13:00			
13:30			
14:00			
14:30			
15:00			
15:30			
16:00			
16:30			
17:00			
17:30			
18:00			
18:30			
19:00			
19:30			
20:00			
20:30			
21:00			
21:30			
22:00			
22:30			
23:00			
23:30			

WHAT I AM GRATEFUL FOR		STEPS	TO DO TOMORROW
1.			
2.		CALORIES	
3.			
4.		DISTANCE	
5.			
6.			
7.		OTHER	
8.			
9.			
10.			

5 September

	WHAT I DID	WHAT I ATE AND DRANK	TO DO/APPOINTMENTS
5:00			
5:30			
6:00			
6:30			
7:00			
7:30			
8:00			
8:30			
9:00			
9:30			
10:00			
10:30			
11:00			
11:30			
12:00			
12:30			
13:00			
13:30			
14:00			
14:30			
15:00			
15:30			
16:00			
16:30			
17:00			
17:30			
18:00			
18:30			
19:00			
19:30			
20:00			
20:30			
21:00			
21:30			
22:00			
22:30			
23:00			
23:30			

WHAT I AM GRATEFUL FOR		STEPS	TO DO TOMORROW
1.			
2.		CALORIES	
3.			
4.		DISTANCE	
5.			
6.			
7.		OTHER	
8.			
9.			
10.			

6 September

	WHAT I DID	WHAT I ATE AND DRANK	TO DO/APPOINTMENTS
5:00			
5:30			
6:00			
6:30			
7:00			
7:30			
8:00			
8:30			
9:00			
9:30			
10:00			
10:30			
11:00			
11:30			
12:00			
12:30			
13:00			
13:30			
14:00			
14:30			
15:00			
15:30			
16:00			
16:30			
17:00			
17:30			
18:00			
18:30			
19:00			
19:30			
20:00			
20:30			
21:00			
21:30			
22:00			
22:30			
23:00			
23:30			

WHAT I AM GRATEFUL FOR		STEPS	TO DO TOMORROW
1.			
2.		CALORIES	
3.			
4.		DISTANCE	
5.			
6.			
7.		OTHER	
8.			
9.			
10.			

7 September

	WHAT I DID	WHAT I ATE AND DRANK	TO DO/APPOINTMENTS
5:00			
5:30			
6:00			
6:30			
7:00			
7:30			
8:00			
8:30			
9:00			
9:30			
10:00			
10:30			
11:00			
11:30			
12:00			
12:30			
13:00			
13:30			
14:00			
14:30			
15:00			
15:30			
16:00			
16:30			
17:00			
17:30			
18:00			
18:30			
19:00			
19:30			
20:00			
20:30			
21:00			
21:30			
22:00			
22:30			
23:00			
23:30			

WHAT I AM GRATEFUL FOR		STEPS	TO DO TOMORROW
1.			
2.		CALORIES	
3.			
4.		DISTANCE	
5.			
6.			
7.		OTHER	
8.			
9.			
10.			

8 September

	WHAT I DID	WHAT I ATE AND DRANK	TO DO/APPOINTMENTS
5:00			
5:30			
6:00			
6:30			
7:00			
7:30			
8:00			
8:30			
9:00			
9:30			
10:00			
10:30			
11:00			
11:30			
12:00			
12:30			
13:00			
13:30			
14:00			
14:30			
15:00			
15:30			
16:00			
16:30			
17:00			
17:30			
18:00			
18:30			
19:00			
19:30			
20:00			
20:30			
21:00			
21:30			
22:00			
22:30			
23:00			
23:30			

WHAT I AM GRATEFUL FOR		STEPS	TO DO TOMORROW
1.			
2.		CALORIES	
3.			
4.		DISTANCE	
5.			
6.			
7.		OTHER	
8.			
9.			
10.			

9 September

	WHAT I DID	WHAT I ATE AND DRANK	TO DO/APPOINTMENTS
5:00			
5:30			
6:00			
6:30			
7:00			
7:30			
8:00			
8:30			
9:00			
9:30			
10:00			
10:30			
11:00			
11:30			
12:00			
12:30			
13:00			
13:30			
14:00			
14:30			
15:00			
15:30			
16:00			
16:30			
17:00			
17:30			
18:00			
18:30			
19:00			
19:30			
20:00			
20:30			
21:00			
21:30			
22:00			
22:30			
23:00			
23:30			

WHAT I AM GRATEFUL FOR		STEPS	TO DO TOMORROW
1.			
2.		CALORIES	
3.			
4.		DISTANCE	
5.			
6.			
7.		OTHER	
8.			
9.			
10.			

10 September

Time	WHAT I DID	WHAT I ATE AND DRANK	TO DO/APPOINTMENTS
5:00			
5:30			
6:00			
6:30			
7:00			
7:30			
8:00			
8:30			
9:00			
9:30			
10:00			
10:30			
11:00			
11:30			
12:00			
12:30			
13:00			
13:30			
14:00			
14:30			
15:00			
15:30			
16:00			
16:30			
17:00			
17:30			
18:00			
18:30			
19:00			
19:30			
20:00			
20:30			
21:00			
21:30			
22:00			
22:30			
23:00			
23:30			

WHAT I AM GRATEFUL FOR		STEPS	TO DO TOMORROW
1.			
2.		CALORIES	
3.			
4.		DISTANCE	
5.			
6.			
7.		OTHER	
8.			
9.			
10.			

11 September

	WHAT I DID	WHAT I ATE AND DRANK	TO DO/APPOINTMENTS
5:00			
5:30			
6:00			
6:30			
7:00			
7:30			
8:00			
8:30			
9:00			
9:30			
10:00			
10:30			
11:00			
11:30			
12:00			
12:30			
13:00			
13:30			
14:00			
14:30			
15:00			
15:30			
16:00			
16:30			
17:00			
17:30			
18:00			
18:30			
19:00			
19:30			
20:00			
20:30			
21:00			
21:30			
22:00			
22:30			
23:00			
23:30			

WHAT I AM GRATEFUL FOR		STEPS	TO DO TOMORROW
1.			
2.		CALORIES	
3.			
4.		DISTANCE	
5.			
6.			
7.		OTHER	
8.			
9.			
10.			

12 September

	WHAT I DID	WHAT I ATE AND DRANK	TO DO/APPOINTMENTS
5:00			
5:30			
6:00			
6:30			
7:00			
7:30			
8:00			
8:30			
9:00			
9:30			
10:00			
10:30			
11:00			
11:30			
12:00			
12:30			
13:00			
13:30			
14:00			
14:30			
15:00			
15:30			
16:00			
16:30			
17:00			
17:30			
18:00			
18:30			
19:00			
19:30			
20:00			
20:30			
21:00			
21:30			
22:00			
22:30			
23:00			
23:30			

WHAT I AM GRATEFUL FOR		STEPS	TO DO TOMORROW
1.			
2.		CALORIES	
3.			
4.		DISTANCE	
5.			
6.			
7.		OTHER	
8.			
9.			
10.			

13 September

	WHAT I DID	WHAT I ATE AND DRANK	TO DO/APPOINTMENTS
5:00			
5:30			
6:00			
6:30			
7:00			
7:30			
8:00			
8:30			
9:00			
9:30			
10:00			
10:30			
11:00			
11:30			
12:00			
12:30			
13:00			
13:30			
14:00			
14:30			
15:00			
15:30			
16:00			
16:30			
17:00			
17:30			
18:00			
18:30			
19:00			
19:30			
20:00			
20:30			
21:00			
21:30			
22:00			
22:30			
23:00			
23:30			

WHAT I AM GRATEFUL FOR		STEPS	TO DO TOMORROW
1.			
2.		CALORIES	
3.			
4.		DISTANCE	
5.			
6.			
7.		OTHER	
8.			
9.			
10.			

14 September

	WHAT I DID	WHAT I ATE AND DRANK	TO DO/APPOINTMENTS
5:00			
5:30			
6:00			
6:30			
7:00			
7:30			
8:00			
8:30			
9:00			
9:30			
10:00			
10:30			
11:00			
11:30			
12:00			
12:30			
13:00			
13:30			
14:00			
14:30			
15:00			
15:30			
16:00			
16:30			
17:00			
17:30			
18:00			
18:30			
19:00			
19:30			
20:00			
20:30			
21:00			
21:30			
22:00			
22:30			
23:00			
23:30			

WHAT I AM GRATEFUL FOR		STEPS	TO DO TOMORROW
1.			
2.		CALORIES	
3.			
4.		DISTANCE	
5.			
6.			
7.		OTHER	
8.			
9.			
10.			

15 September

	WHAT I DID	WHAT I ATE AND DRANK	TO DO/APPOINTMENTS
5:00			
5:30			
6:00			
6:30			
7:00			
7:30			
8:00			
8:30			
9:00			
9:30			
10:00			
10:30			
11:00			
11:30			
12:00			
12:30			
13:00			
13:30			
14:00			
14:30			
15:00			
15:30			
16:00			
16:30			
17:00			
17:30			
18:00			
18:30			
19:00			
19:30			
20:00			
20:30			
21:00			
21:30			
22:00			
22:30			
23:00			
23:30			

WHAT I AM GRATEFUL FOR		STEPS	TO DO TOMORROW
1.			
2.		CALORIES	
3.			
4.		DISTANCE	
5.			
6.			
7.		OTHER	
8.			
9.			
10.			

16 September

	WHAT I DID	WHAT I ATE AND DRANK	TO DO/APPOINTMENTS
5:00			
5:30			
6:00			
6:30			
7:00			
7:30			
8:00			
8:30			
9:00			
9:30			
10:00			
10:30			
11:00			
11:30			
12:00			
12:30			
13:00			
13:30			
14:00			
14:30			
15:00			
15:30			
16:00			
16:30			
17:00			
17:30			
18:00			
18:30			
19:00			
19:30			
20:00			
20:30			
21:00			
21:30			
22:00			
22:30			
23:00			
23:30			

WHAT I AM GRATEFUL FOR			
1.		STEPS	TO DO TOMORROW
2.		CALORIES	
3.			
4.		DISTANCE	
5.			
6.			
7.		OTHER	
8.			
9.			
10.			

17 September

	WHAT I DID	WHAT I ATE AND DRANK	TO DO/APPOINTMENTS
5:00			
5:30			
6:00			
6:30			
7:00			
7:30			
8:00			
8:30			
9:00			
9:30			
10:00			
10:30			
11:00			
11:30			
12:00			
12:30			
13:00			
13:30			
14:00			
14:30			
15:00			
15:30			
16:00			
16:30			
17:00			
17:30			
18:00			
18:30			
19:00			
19:30			
20:00			
20:30			
21:00			
21:30			
22:00			
22:30			
23:00			
23:30			

WHAT I AM GRATEFUL FOR		STEPS	TO DO TOMORROW
1.			
2.		CALORIES	
3.			
4.		DISTANCE	
5.			
6.			
7.		OTHER	
8.			
9.			
10.			

18 September

	WHAT I DID	WHAT I ATE AND DRANK	TO DO/APPOINTMENTS
5:00			
5:30			
6:00			
6:30			
7:00			
7:30			
8:00			
8:30			
9:00			
9:30			
10:00			
10:30			
11:00			
11:30			
12:00			
12:30			
13:00			
13:30			
14:00			
14:30			
15:00			
15:30			
16:00			
16:30			
17:00			
17:30			
18:00			
18:30			
19:00			
19:30			
20:00			
20:30			
21:00			
21:30			
22:00			
22:30			
23:00			
23:30			

WHAT I AM GRATEFUL FOR		STEPS	TO DO TOMORROW
1.			
2.		CALORIES	
3.			
4.		DISTANCE	
5.			
6.			
7.		OTHER	
8.			
9.			
10.			

19 September

	WHAT I DID	WHAT I ATE AND DRANK	TO DO/APPOINTMENTS
5:00			
5:30			
6:00			
6:30			
7:00			
7:30			
8:00			
8:30			
9:00			
9:30			
10:00			
10:30			
11:00			
11:30			
12:00			
12:30			
13:00			
13:30			
14:00			
14:30			
15:00			
15:30			
16:00			
16:30			
17:00			
17:30			
18:00			
18:30			
19:00			
19:30			
20:00			
20:30			
21:00			
21:30			
22:00			
22:30			
23:00			
23:30			

WHAT I AM GRATEFUL FOR		STEPS	TO DO TOMORROW
1.			
2.		CALORIES	
3.			
4.		DISTANCE	
5.			
6.			
7.		OTHER	
8.			
9.			
10.			

20 September

	WHAT I DID	WHAT I ATE AND DRANK	TO DO/APPOINTMENTS
5:00			
5:30			
6:00			
6:30			
7:00			
7:30			
8:00			
8:30			
9:00			
9:30			
10:00			
10:30			
11:00			
11:30			
12:00			
12:30			
13:00			
13:30			
14:00			
14:30			
15:00			
15:30			
16:00			
16:30			
17:00			
17:30			
18:00			
18:30			
19:00			
19:30			
20:00			
20:30			
21:00			
21:30			
22:00			
22:30			
23:00			
23:30			

WHAT I AM GRATEFUL FOR		STEPS	TO DO TOMORROW
1.			
2.		CALORIES	
3.			
4.		DISTANCE	
5.			
6.			
7.		OTHER	
8.			
9.			
10.			

21 September

	WHAT I DID	WHAT I ATE AND DRANK	TO DO/APPOINTMENTS
5:00			
5:30			
6:00			
6:30			
7:00			
7:30			
8:00			
8:30			
9:00			
9:30			
10:00			
10:30			
11:00			
11:30			
12:00			
12:30			
13:00			
13:30			
14:00			
14:30			
15:00			
15:30			
16:00			
16:30			
17:00			
17:30			
18:00			
18:30			
19:00			
19:30			
20:00			
20:30			
21:00			
21:30			
22:00			
22:30			
23:00			
23:30			

WHAT I AM GRATEFUL FOR			
1.		STEPS	TO DO TOMORROW
2.		CALORIES	
3.			
4.		DISTANCE	
5.			
6.			
7.		OTHER	
8.			
9.			
10.			

22 September

	WHAT I DID	WHAT I ATE AND DRANK	TO DO/APPOINTMENTS
5:00			
5:30			
6:00			
6:30			
7:00			
7:30			
8:00			
8:30			
9:00			
9:30			
10:00			
10:30			
11:00			
11:30			
12:00			
12:30			
13:00			
13:30			
14:00			
14:30			
15:00			
15:30			
16:00			
16:30			
17:00			
17:30			
18:00			
18:30			
19:00			
19:30			
20:00			
20:30			
21:00			
21:30			
22:00			
22:30			
23:00			
23:30			

WHAT I AM GRATEFUL FOR		STEPS	TO DO TOMORROW
1.			
2.		CALORIES	
3.			
4.		DISTANCE	
5.			
6.			
7.		OTHER	
8.			
9.			
10.			

23 September

	WHAT I DID	WHAT I ATE AND DRANK	TO DO/APPOINTMENTS
5:00			
5:30			
6:00			
6:30			
7:00			
7:30			
8:00			
8:30			
9:00			
9:30			
10:00			
10:30			
11:00			
11:30			
12:00			
12:30			
13:00			
13:30			
14:00			
14:30			
15:00			
15:30			
16:00			
16:30			
17:00			
17:30			
18:00			
18:30			
19:00			
19:30			
20:00			
20:30			
21:00			
21:30			
22:00			
22:30			
23:00			
23:30			

WHAT I AM GRATEFUL FOR		STEPS	TO DO TOMORROW
1.			
2.		CALORIES	
3.			
4.		DISTANCE	
5.			
6.			
7.		OTHER	
8.			
9.			
10.			

24 September

	WHAT I DID	WHAT I ATE AND DRANK	TO DO/APPOINTMENTS
5:00			
5:30			
6:00			
6:30			
7:00			
7:30			
8:00			
8:30			
9:00			
9:30			
10:00			
10:30			
11:00			
11:30			
12:00			
12:30			
13:00			
13:30			
14:00			
14:30			
15:00			
15:30			
16:00			
16:30			
17:00			
17:30			
18:00			
18:30			
19:00			
19:30			
20:00			
20:30			
21:00			
21:30			
22:00			
22:30			
23:00			
23:30			

WHAT I AM GRATEFUL FOR		STEPS	TO DO TOMORROW
1.			
2.		CALORIES	
3.			
4.		DISTANCE	
5.			
6.			
7.		OTHER	
8.			
9.			
10.			

25 September

	WHAT I DID	WHAT I ATE AND DRANK	TO DO/APPOINTMENTS
5:00			
5:30			
6:00			
6:30			
7:00			
7:30			
8:00			
8:30			
9:00			
9:30			
10:00			
10:30			
11:00			
11:30			
12:00			
12:30			
13:00			
13:30			
14:00			
14:30			
15:00			
15:30			
16:00			
16:30			
17:00			
17:30			
18:00			
18:30			
19:00			
19:30			
20:00			
20:30			
21:00			
21:30			
22:00			
22:30			
23:00			
23:30			

WHAT I AM GRATEFUL FOR		STEPS	TO DO TOMORROW
1.			
2.		CALORIES	
3.			
4.		DISTANCE	
5.			
6.			
7.		OTHER	
8.			
9.			
10.			

26 September

	WHAT I DID	WHAT I ATE AND DRANK	TO DO/APPOINTMENTS
5:00			
5:30			
6:00			
6:30			
7:00			
7:30			
8:00			
8:30			
9:00			
9:30			
10:00			
10:30			
11:00			
11:30			
12:00			
12:30			
13:00			
13:30			
14:00			
14:30			
15:00			
15:30			
16:00			
16:30			
17:00			
17:30			
18:00			
18:30			
19:00			
19:30			
20:00			
20:30			
21:00			
21:30			
22:00			
22:30			
23:00			
23:30			

WHAT I AM GRATEFUL FOR		STEPS	TO DO TOMORROW
1.			
2.		CALORIES	
3.			
4.		DISTANCE	
5.			
6.			
7.		OTHER	
8.			
9.			
10.			

27 September

	WHAT I DID	WHAT I ATE AND DRANK	TO DO/APPOINTMENTS
5:00			
5:30			
6:00			
6:30			
7:00			
7:30			
8:00			
8:30			
9:00			
9:30			
10:00			
10:30			
11:00			
11:30			
12:00			
12:30			
13:00			
13:30			
14:00			
14:30			
15:00			
15:30			
16:00			
16:30			
17:00			
17:30			
18:00			
18:30			
19:00			
19:30			
20:00			
20:30			
21:00			
21:30			
22:00			
22:30			
23:00			
23:30			

WHAT I AM GRATEFUL FOR		STEPS	TO DO TOMORROW
1.			
2.		CALORIES	
3.			
4.		DISTANCE	
5.			
6.			
7.		OTHER	
8.			
9.			
10.			

28 September

	WHAT I DID	WHAT I ATE AND DRANK	TO DO/APPOINTMENTS
5:00			
5:30			
6:00			
6:30			
7:00			
7:30			
8:00			
8:30			
9:00			
9:30			
10:00			
10:30			
11:00			
11:30			
12:00			
12:30			
13:00			
13:30			
14:00			
14:30			
15:00			
15:30			
16:00			
16:30			
17:00			
17:30			
18:00			
18:30			
19:00			
19:30			
20:00			
20:30			
21:00			
21:30			
22:00			
22:30			
23:00			
23:30			

WHAT I AM GRATEFUL FOR		STEPS	TO DO TOMORROW
1.			
2.		CALORIES	
3.			
4.		DISTANCE	
5.			
6.			
7.		OTHER	
8.			
9.			
10.			

29 September

	WHAT I DID	WHAT I ATE AND DRANK	TO DO/APPOINTMENTS
5:00			
5:30			
6:00			
6:30			
7:00			
7:30			
8:00			
8:30			
9:00			
9:30			
10:00			
10:30			
11:00			
11:30			
12:00			
12:30			
13:00			
13:30			
14:00			
14:30			
15:00			
15:30			
16:00			
16:30			
17:00			
17:30			
18:00			
18:30			
19:00			
19:30			
20:00			
20:30			
21:00			
21:30			
22:00			
22:30			
23:00			
23:30			

WHAT I AM GRATEFUL FOR		STEPS	TO DO TOMORROW
1.			
2.		CALORIES	
3.			
4.		DISTANCE	
5.			
6.			
7.		OTHER	
8.			
9.			
10.			

30 September

	WHAT I DID	WHAT I ATE AND DRANK	TO DO/APPOINTMENTS
5:00			
5:30			
6:00			
6:30			
7:00			
7:30			
8:00			
8:30			
9:00			
9:30			
10:00			
10:30			
11:00			
11:30			
12:00			
12:30			
13:00			
13:30			
14:00			
14:30			
15:00			
15:30			
16:00			
16:30			
17:00			
17:30			
18:00			
18:30			
19:00			
19:30			
20:00			
20:30			
21:00			
21:30			
22:00			
22:30			
23:00			
23:30			

WHAT I AM GRATEFUL FOR		STEPS	TO DO TOMORROW
1.			
2.		CALORIES	
3.			
4.		DISTANCE	
5.			
6.			
7.		OTHER	
8.			
9.			
10.			

October--Monthly Goals

Week 1	Week 2	Week 3	Week 4	Week 5

1 October

	WHAT I DID	WHAT I ATE AND DRANK	TO DO/APPOINTMENTS
5:00			
5:30			
6:00			
6:30			
7:00			
7:30			
8:00			
8:30			
9:00			
9:30			
10:00			
10:30			
11:00			
11:30			
12:00			
12:30			
13:00			
13:30			
14:00			
14:30			
15:00			
15:30			
16:00			
16:30			
17:00			
17:30			
18:00			
18:30			
19:00			
19:30			
20:00			
20:30			
21:00			
21:30			
22:00			
22:30			
23:00			
23:30			

WHAT I AM GRATEFUL FOR		STEPS	TO DO TOMORROW
1.			
2.		CALORIES	
3.			
4.		DISTANCE	
5.			
6.			
7.		OTHER	
8.			
9.			
10.			

2 October

	WHAT I DID	WHAT I ATE AND DRANK	TO DO/APPOINTMENTS
5:00			
5:30			
6:00			
6:30			
7:00			
7:30			
8:00			
8:30			
9:00			
9:30			
10:00			
10:30			
11:00			
11:30			
12:00			
12:30			
13:00			
13:30			
14:00			
14:30			
15:00			
15:30			
16:00			
16:30			
17:00			
17:30			
18:00			
18:30			
19:00			
19:30			
20:00			
20:30			
21:00			
21:30			
22:00			
22:30			
23:00			
23:30			

WHAT I AM GRATEFUL FOR		STEPS	TO DO TOMORROW
1.			
2.		CALORIES	
3.			
4.		DISTANCE	
5.			
6.			
7.		OTHER	
8.			
9.			
10.			

3 October

	WHAT I DID	WHAT I ATE AND DRANK	TO DO/APPOINTMENTS
5:00			
5:30			
6:00			
6:30			
7:00			
7:30			
8:00			
8:30			
9:00			
9:30			
10:00			
10:30			
11:00			
11:30			
12:00			
12:30			
13:00			
13:30			
14:00			
14:30			
15:00			
15:30			
16:00			
16:30			
17:00			
17:30			
18:00			
18:30			
19:00			
19:30			
20:00			
20:30			
21:00			
21:30			
22:00			
22:30			
23:00			
23:30			

WHAT I AM GRATEFUL FOR		STEPS	TO DO TOMORROW
1.			
2.		CALORIES	
3.			
4.		DISTANCE	
5.			
6.			
7.		OTHER	
8.			
9.			
10.			

4 October

	WHAT I DID	WHAT I ATE AND DRANK	TO DO/APPOINTMENTS
5:00			
5:30			
6:00			
6:30			
7:00			
7:30			
8:00			
8:30			
9:00			
9:30			
10:00			
10:30			
11:00			
11:30			
12:00			
12:30			
13:00			
13:30			
14:00			
14:30			
15:00			
15:30			
16:00			
16:30			
17:00			
17:30			
18:00			
18:30			
19:00			
19:30			
20:00			
20:30			
21:00			
21:30			
22:00			
22:30			
23:00			
23:30			

WHAT I AM GRATEFUL FOR		STEPS	TO DO TOMORROW
1.			
2.		CALORIES	
3.			
4.		DISTANCE	
5.			
6.			
7.		OTHER	
8.			
9.			
10.			

5 October

	WHAT I DID	WHAT I ATE AND DRANK	TO DO/APPOINTMENTS
5:00			
5:30			
6:00			
6:30			
7:00			
7:30			
8:00			
8:30			
9:00			
9:30			
10:00			
10:30			
11:00			
11:30			
12:00			
12:30			
13:00			
13:30			
14:00			
14:30			
15:00			
15:30			
16:00			
16:30			
17:00			
17:30			
18:00			
18:30			
19:00			
19:30			
20:00			
20:30			
21:00			
21:30			
22:00			
22:30			
23:00			
23:30			

WHAT I AM GRATEFUL FOR		STEPS	TO DO TOMORROW
1.			
2.		CALORIES	
3.			
4.		DISTANCE	
5.			
6.			
7.		OTHER	
8.			
9.			
10.			

6 October

	WHAT I DID	WHAT I ATE AND DRANK	TO DO/APPOINTMENTS
5:00			
5:30			
6:00			
6:30			
7:00			
7:30			
8:00			
8:30			
9:00			
9:30			
10:00			
10:30			
11:00			
11:30			
12:00			
12:30			
13:00			
13:30			
14:00			
14:30			
15:00			
15:30			
16:00			
16:30			
17:00			
17:30			
18:00			
18:30			
19:00			
19:30			
20:00			
20:30			
21:00			
21:30			
22:00			
22:30			
23:00			
23:30			

WHAT I AM GRATEFUL FOR		STEPS	TO DO TOMORROW
1.			
2.		CALORIES	
3.			
4.		DISTANCE	
5.			
6.			
7.		OTHER	
8.			
9.			
10.			

7 October

	WHAT I DID	WHAT I ATE AND DRANK	TO DO/APPOINTMENTS
5:00			
5:30			
6:00			
6:30			
7:00			
7:30			
8:00			
8:30			
9:00			
9:30			
10:00			
10:30			
11:00			
11:30			
12:00			
12:30			
13:00			
13:30			
14:00			
14:30			
15:00			
15:30			
16:00			
16:30			
17:00			
17:30			
18:00			
18:30			
19:00			
19:30			
20:00			
20:30			
21:00			
21:30			
22:00			
22:30			
23:00			
23:30			

WHAT I AM GRATEFUL FOR		STEPS	TO DO TOMORROW
1.			
2.		CALORIES	
3.			
4.		DISTANCE	
5.			
6.			
7.		OTHER	
8.			
9.			
10.			

8 October

	WHAT I DID	WHAT I ATE AND DRANK	TO DO/APPOINTMENTS
5:00			
5:30			
6:00			
6:30			
7:00			
7:30			
8:00			
8:30			
9:00			
9:30			
10:00			
10:30			
11:00			
11:30			
12:00			
12:30			
13:00			
13:30			
14:00			
14:30			
15:00			
15:30			
16:00			
16:30			
17:00			
17:30			
18:00			
18:30			
19:00			
19:30			
20:00			
20:30			
21:00			
21:30			
22:00			
22:30			
23:00			
23:30			

WHAT I AM GRATEFUL FOR		STEPS	TO DO TOMORROW
1.			
2.		CALORIES	
3.			
4.		DISTANCE	
5.			
6.			
7.		OTHER	
8.			
9.			
10.			

9 October

	WHAT I DID	WHAT I ATE AND DRANK	TO DO/APPOINTMENTS
5:00			
5:30			
6:00			
6:30			
7:00			
7:30			
8:00			
8:30			
9:00			
9:30			
10:00			
10:30			
11:00			
11:30			
12:00			
12:30			
13:00			
13:30			
14:00			
14:30			
15:00			
15:30			
16:00			
16:30			
17:00			
17:30			
18:00			
18:30			
19:00			
19:30			
20:00			
20:30			
21:00			
21:30			
22:00			
22:30			
23:00			
23:30			

WHAT I AM GRATEFUL FOR		STEPS	TO DO TOMORROW
1.			
2.		CALORIES	
3.			
4.		DISTANCE	
5.			
6.			
7.		OTHER	
8.			
9.			
10.			

10 October

	WHAT I DID	WHAT I ATE AND DRANK	TO DO/APPOINTMENTS
5:00			
5:30			
6:00			
6:30			
7:00			
7:30			
8:00			
8:30			
9:00			
9:30			
10:00			
10:30			
11:00			
11:30			
12:00			
12:30			
13:00			
13:30			
14:00			
14:30			
15:00			
15:30			
16:00			
16:30			
17:00			
17:30			
18:00			
18:30			
19:00			
19:30			
20:00			
20:30			
21:00			
21:30			
22:00			
22:30			
23:00			
23:30			

WHAT I AM GRATEFUL FOR		STEPS	TO DO TOMORROW
1.			
2.		CALORIES	
3.			
4.		DISTANCE	
5.			
6.			
7.		OTHER	
8.			
9.			
10.			

11 October

	WHAT I DID	WHAT I ATE AND DRANK	TO DO/APPOINTMENTS
5:00			
5:30			
6:00			
6:30			
7:00			
7:30			
8:00			
8:30			
9:00			
9:30			
10:00			
10:30			
11:00			
11:30			
12:00			
12:30			
13:00			
13:30			
14:00			
14:30			
15:00			
15:30			
16:00			
16:30			
17:00			
17:30			
18:00			
18:30			
19:00			
19:30			
20:00			
20:30			
21:00			
21:30			
22:00			
22:30			
23:00			
23:30			

WHAT I AM GRATEFUL FOR		STEPS	TO DO TOMORROW
1.			
2.		CALORIES	
3.			
4.		DISTANCE	
5.			
6.			
7.		OTHER	
8.			
9.			
10.			

12 October

	WHAT I DID	WHAT I ATE AND DRANK	TO DO/APPOINTMENTS
5:00			
5:30			
6:00			
6:30			
7:00			
7:30			
8:00			
8:30			
9:00			
9:30			
10:00			
10:30			
11:00			
11:30			
12:00			
12:30			
13:00			
13:30			
14:00			
14:30			
15:00			
15:30			
16:00			
16:30			
17:00			
17:30			
18:00			
18:30			
19:00			
19:30			
20:00			
20:30			
21:00			
21:30			
22:00			
22:30			
23:00			
23:30			

WHAT I AM GRATEFUL FOR		STEPS	TO DO TOMORROW
1.			
2.		CALORIES	
3.			
4.		DISTANCE	
5.			
6.			
7.		OTHER	
8.			
9.			
10.			

13 October

	WHAT I DID	WHAT I ATE AND DRANK	TO DO/APPOINTMENTS
5:00			
5:30			
6:00			
6:30			
7:00			
7:30			
8:00			
8:30			
9:00			
9:30			
10:00			
10:30			
11:00			
11:30			
12:00			
12:30			
13:00			
13:30			
14:00			
14:30			
15:00			
15:30			
16:00			
16:30			
17:00			
17:30			
18:00			
18:30			
19:00			
19:30			
20:00			
20:30			
21:00			
21:30			
22:00			
22:30			
23:00			
23:30			

WHAT I AM GRATEFUL FOR			
1.		STEPS	TO DO TOMORROW
2.		CALORIES	
3.			
4.		DISTANCE	
5.			
6.			
7.		OTHER	
8.			
9.			
10.			

14 October

	WHAT I DID	WHAT I ATE AND DRANK	TO DO/APPOINTMENTS
5:00			
5:30			
6:00			
6:30			
7:00			
7:30			
8:00			
8:30			
9:00			
9:30			
10:00			
10:30			
11:00			
11:30			
12:00			
12:30			
13:00			
13:30			
14:00			
14:30			
15:00			
15:30			
16:00			
16:30			
17:00			
17:30			
18:00			
18:30			
19:00			
19:30			
20:00			
20:30			
21:00			
21:30			
22:00			
22:30			
23:00			
23:30			

WHAT I AM GRATEFUL FOR			TO DO TOMORROW
1.		STEPS	
2.		CALORIES	
3.			
4.		DISTANCE	
5.			
6.			
7.		OTHER	
8.			
9.			
10.			

15 October

	WHAT I DID	WHAT I ATE AND DRANK	TO DO/APPOINTMENTS
5:00			
5:30			
6:00			
6:30			
7:00			
7:30			
8:00			
8:30			
9:00			
9:30			
10:00			
10:30			
11:00			
11:30			
12:00			
12:30			
13:00			
13:30			
14:00			
14:30			
15:00			
15:30			
16:00			
16:30			
17:00			
17:30			
18:00			
18:30			
19:00			
19:30			
20:00			
20:30			
21:00			
21:30			
22:00			
22:30			
23:00			
23:30			

WHAT I AM GRATEFUL FOR		STEPS	TO DO TOMORROW
1.			
2.		CALORIES	
3.			
4.		DISTANCE	
5.			
6.			
7.		OTHER	
8.			
9.			
10.			

16 October

	WHAT I DID	WHAT I ATE AND DRANK	TO DO/APPOINTMENTS
5:00			
5:30			
6:00			
6:30			
7:00			
7:30			
8:00			
8:30			
9:00			
9:30			
10:00			
10:30			
11:00			
11:30			
12:00			
12:30			
13:00			
13:30			
14:00			
14:30			
15:00			
15:30			
16:00			
16:30			
17:00			
17:30			
18:00			
18:30			
19:00			
19:30			
20:00			
20:30			
21:00			
21:30			
22:00			
22:30			
23:00			
23:30			

WHAT I AM GRATEFUL FOR		STEPS	TO DO TOMORROW
1.			
2.		CALORIES	
3.			
4.		DISTANCE	
5.			
6.			
7.		OTHER	
8.			
9.			
10.			

17 October

	WHAT I DID	WHAT I ATE AND DRANK	TO DO/APPOINTMENTS
5:00			
5:30			
6:00			
6:30			
7:00			
7:30			
8:00			
8:30			
9:00			
9:30			
10:00			
10:30			
11:00			
11:30			
12:00			
12:30			
13:00			
13:30			
14:00			
14:30			
15:00			
15:30			
16:00			
16:30			
17:00			
17:30			
18:00			
18:30			
19:00			
19:30			
20:00			
20:30			
21:00			
21:30			
22:00			
22:30			
23:00			
23:30			

WHAT I AM GRATEFUL FOR		STEPS	TO DO TOMORROW
1.			
2.		CALORIES	
3.			
4.		DISTANCE	
5.			
6.			
7.		OTHER	
8.			
9.			
10.			

18 October

	WHAT I DID	WHAT I ATE AND DRANK	TO DO/APPOINTMENTS
5:00			
5:30			
6:00			
6:30			
7:00			
7:30			
8:00			
8:30			
9:00			
9:30			
10:00			
10:30			
11:00			
11:30			
12:00			
12:30			
13:00			
13:30			
14:00			
14:30			
15:00			
15:30			
16:00			
16:30			
17:00			
17:30			
18:00			
18:30			
19:00			
19:30			
20:00			
20:30			
21:00			
21:30			
22:00			
22:30			
23:00			
23:30			

WHAT I AM GRATEFUL FOR		STEPS	TO DO TOMORROW
1.			
2.		CALORIES	
3.			
4.		DISTANCE	
5.			
6.			
7.		OTHER	
8.			
9.			
10.			

19 October

	WHAT I DID	WHAT I ATE AND DRANK	TO DO/APPOINTMENTS
5:00			
5:30			
6:00			
6:30			
7:00			
7:30			
8:00			
8:30			
9:00			
9:30			
10:00			
10:30			
11:00			
11:30			
12:00			
12:30			
13:00			
13:30			
14:00			
14:30			
15:00			
15:30			
16:00			
16:30			
17:00			
17:30			
18:00			
18:30			
19:00			
19:30			
20:00			
20:30			
21:00			
21:30			
22:00			
22:30			
23:00			
23:30			

WHAT I AM GRATEFUL FOR		STEPS	TO DO TOMORROW
1.			
2.		CALORIES	
3.			
4.		DISTANCE	
5.			
6.			
7.		OTHER	
8.			
9.			
10.			

20 October

	WHAT I DID	WHAT I ATE AND DRANK	TO DO/APPOINTMENTS
5:00			
5:30			
6:00			
6:30			
7:00			
7:30			
8:00			
8:30			
9:00			
9:30			
10:00			
10:30			
11:00			
11:30			
12:00			
12:30			
13:00			
13:30			
14:00			
14:30			
15:00			
15:30			
16:00			
16:30			
17:00			
17:30			
18:00			
18:30			
19:00			
19:30			
20:00			
20:30			
21:00			
21:30			
22:00			
22:30			
23:00			
23:30			

WHAT I AM GRATEFUL FOR		STEPS	TO DO TOMORROW
1.			
2.		CALORIES	
3.			
4.		DISTANCE	
5.			
6.			
7.		OTHER	
8.			
9.			
10.			

21 October

	WHAT I DID	WHAT I ATE AND DRANK	TO DO/APPOINTMENTS
5:00			
5:30			
6:00			
6:30			
7:00			
7:30			
8:00			
8:30			
9:00			
9:30			
10:00			
10:30			
11:00			
11:30			
12:00			
12:30			
13:00			
13:30			
14:00			
14:30			
15:00			
15:30			
16:00			
16:30			
17:00			
17:30			
18:00			
18:30			
19:00			
19:30			
20:00			
20:30			
21:00			
21:30			
22:00			
22:30			
23:00			
23:30			

WHAT I AM GRATEFUL FOR		STEPS	TO DO TOMORROW
1.			
2.		CALORIES	
3.			
4.		DISTANCE	
5.			
6.			
7.		OTHER	
8.			
9.			
10.			

22 October

	WHAT I DID	WHAT I ATE AND DRANK	TO DO/APPOINTMENTS
5:00			
5:30			
6:00			
6:30			
7:00			
7:30			
8:00			
8:30			
9:00			
9:30			
10:00			
10:30			
11:00			
11:30			
12:00			
12:30			
13:00			
13:30			
14:00			
14:30			
15:00			
15:30			
16:00			
16:30			
17:00			
17:30			
18:00			
18:30			
19:00			
19:30			
20:00			
20:30			
21:00			
21:30			
22:00			
22:30			
23:00			
23:30			

WHAT I AM GRATEFUL FOR		STEPS	TO DO TOMORROW
1.			
2.		CALORIES	
3.			
4.		DISTANCE	
5.			
6.			
7.		OTHER	
8.			
9.			
10.			

23 October

	WHAT I DID	WHAT I ATE AND DRANK	TO DO/APPOINTMENTS
5:00			
5:30			
6:00			
6:30			
7:00			
7:30			
8:00			
8:30			
9:00			
9:30			
10:00			
10:30			
11:00			
11:30			
12:00			
12:30			
13:00			
13:30			
14:00			
14:30			
15:00			
15:30			
16:00			
16:30			
17:00			
17:30			
18:00			
18:30			
19:00			
19:30			
20:00			
20:30			
21:00			
21:30			
22:00			
22:30			
23:00			
23:30			

WHAT I AM GRATEFUL FOR		STEPS	TO DO TOMORROW
1.			
2.		CALORIES	
3.			
4.		DISTANCE	
5.			
6.			
7.		OTHER	
8.			
9.			
10.			

24 October

	WHAT I DID	WHAT I ATE AND DRANK	TO DO/APPOINTMENTS
5:00			
5:30			
6:00			
6:30			
7:00			
7:30			
8:00			
8:30			
9:00			
9:30			
10:00			
10:30			
11:00			
11:30			
12:00			
12:30			
13:00			
13:30			
14:00			
14:30			
15:00			
15:30			
16:00			
16:30			
17:00			
17:30			
18:00			
18:30			
19:00			
19:30			
20:00			
20:30			
21:00			
21:30			
22:00			
22:30			
23:00			
23:30			

WHAT I AM GRATEFUL FOR		STEPS	TO DO TOMORROW
1.			
2.		CALORIES	
3.			
4.		DISTANCE	
5.			
6.			
7.		OTHER	
8.			
9.			
10.			

25 October

	WHAT I DID	WHAT I ATE AND DRANK	TO DO/APPOINTMENTS
5:00			
5:30			
6:00			
6:30			
7:00			
7:30			
8:00			
8:30			
9:00			
9:30			
10:00			
10:30			
11:00			
11:30			
12:00			
12:30			
13:00			
13:30			
14:00			
14:30			
15:00			
15:30			
16:00			
16:30			
17:00			
17:30			
18:00			
18:30			
19:00			
19:30			
20:00			
20:30			
21:00			
21:30			
22:00			
22:30			
23:00			
23:30			

WHAT I AM GRATEFUL FOR		STEPS	TO DO TOMORROW
1.			
2.		CALORIES	
3.			
4.		DISTANCE	
5.			
6.			
7.		OTHER	
8.			
9.			
10.			

26 October

	WHAT I DID	WHAT I ATE AND DRANK	TO DO/APPOINTMENTS
5:00			
5:30			
6:00			
6:30			
7:00			
7:30			
8:00			
8:30			
9:00			
9:30			
10:00			
10:30			
11:00			
11:30			
12:00			
12:30			
13:00			
13:30			
14:00			
14:30			
15:00			
15:30			
16:00			
16:30			
17:00			
17:30			
18:00			
18:30			
19:00			
19:30			
20:00			
20:30			
21:00			
21:30			
22:00			
22:30			
23:00			
23:30			

WHAT I AM GRATEFUL FOR		STEPS	TO DO TOMORROW
1.			
2.		CALORIES	
3.			
4.		DISTANCE	
5.			
6.			
7.		OTHER	
8.			
9.			
10.			

27 October

	WHAT I DID	WHAT I ATE AND DRANK	TO DO/APPOINTMENTS
5:00			
5:30			
6:00			
6:30			
7:00			
7:30			
8:00			
8:30			
9:00			
9:30			
10:00			
10:30			
11:00			
11:30			
12:00			
12:30			
13:00			
13:30			
14:00			
14:30			
15:00			
15:30			
16:00			
16:30			
17:00			
17:30			
18:00			
18:30			
19:00			
19:30			
20:00			
20:30			
21:00			
21:30			
22:00			
22:30			
23:00			
23:30			

WHAT I AM GRATEFUL FOR		STEPS	TO DO TOMORROW
1.			
2.		CALORIES	
3.			
4.		DISTANCE	
5.			
6.			
7.		OTHER	
8.			
9.			
10.			

28 October

	WHAT I DID	WHAT I ATE AND DRANK	TO DO/APPOINTMENTS
5:00			
5:30			
6:00			
6:30			
7:00			
7:30			
8:00			
8:30			
9:00			
9:30			
10:00			
10:30			
11:00			
11:30			
12:00			
12:30			
13:00			
13:30			
14:00			
14:30			
15:00			
15:30			
16:00			
16:30			
17:00			
17:30			
18:00			
18:30			
19:00			
19:30			
20:00			
20:30			
21:00			
21:30			
22:00			
22:30			
23:00			
23:30			

WHAT I AM GRATEFUL FOR		STEPS	TO DO TOMORROW
1.			
2.		CALORIES	
3.			
4.		DISTANCE	
5.			
6.			
7.		OTHER	
8.			
9.			
10.			

29 October

	WHAT I DID	WHAT I ATE AND DRANK	TO DO/APPOINTMENTS
5:00			
5:30			
6:00			
6:30			
7:00			
7:30			
8:00			
8:30			
9:00			
9:30			
10:00			
10:30			
11:00			
11:30			
12:00			
12:30			
13:00			
13:30			
14:00			
14:30			
15:00			
15:30			
16:00			
16:30			
17:00			
17:30			
18:00			
18:30			
19:00			
19:30			
20:00			
20:30			
21:00			
21:30			
22:00			
22:30			
23:00			
23:30			

WHAT I AM GRATEFUL FOR		STEPS	TO DO TOMORROW
1.			
2.		CALORIES	
3.			
4.		DISTANCE	
5.			
6.			
7.		OTHER	
8.			
9.			
10.			

30 October

	WHAT I DID	WHAT I ATE AND DRANK	TO DO/APPOINTMENTS
5:00			
5:30			
6:00			
6:30			
7:00			
7:30			
8:00			
8:30			
9:00			
9:30			
10:00			
10:30			
11:00			
11:30			
12:00			
12:30			
13:00			
13:30			
14:00			
14:30			
15:00			
15:30			
16:00			
16:30			
17:00			
17:30			
18:00			
18:30			
19:00			
19:30			
20:00			
20:30			
21:00			
21:30			
22:00			
22:30			
23:00			
23:30			

WHAT I AM GRATEFUL FOR		STEPS	TO DO TOMORROW
1.			
2.		CALORIES	
3.			
4.		DISTANCE	
5.			
6.			
7.		OTHER	
8.			
9.			
10.			

31 October

	WHAT I DID	WHAT I ATE AND DRANK	TO DO/APPOINTMENTS
5:00			
5:30			
6:00			
6:30			
7:00			
7:30			
8:00			
8:30			
9:00			
9:30			
10:00			
10:30			
11:00			
11:30			
12:00			
12:30			
13:00			
13:30			
14:00			
14:30			
15:00			
15:30			
16:00			
16:30			
17:00			
17:30			
18:00			
18:30			
19:00			
19:30			
20:00			
20:30			
21:00			
21:30			
22:00			
22:30			
23:00			
23:30			

WHAT I AM GRATEFUL FOR			
1.		STEPS	TO DO TOMORROW
2.		CALORIES	
3.			
4.		DISTANCE	
5.			
6.			
7.		OTHER	
8.			
9.			
10.			

November--Monthly Goals

Week 1	Week 2	Week 3	Week 4	Week 5

1 November

	WHAT I DID	WHAT I ATE AND DRANK	TO DO/APPOINTMENTS
5:00			
5:30			
6:00			
6:30			
7:00			
7:30			
8:00			
8:30			
9:00			
9:30			
10:00			
10:30			
11:00			
11:30			
12:00			
12:30			
13:00			
13:30			
14:00			
14:30			
15:00			
15:30			
16:00			
16:30			
17:00			
17:30			
18:00			
18:30			
19:00			
19:30			
20:00			
20:30			
21:00			
21:30			
22:00			
22:30			
23:00			
23:30			

WHAT I AM GRATEFUL FOR		STEPS	TO DO TOMORROW
1.			
2.		CALORIES	
3.			
4.		DISTANCE	
5.			
6.			
7.		OTHER	
8.			
9.			
10.			

2 November

	WHAT I DID	WHAT I ATE AND DRANK	TO DO/APPOINTMENTS
5:00			
5:30			
6:00			
6:30			
7:00			
7:30			
8:00			
8:30			
9:00			
9:30			
10:00			
10:30			
11:00			
11:30			
12:00			
12:30			
13:00			
13:30			
14:00			
14:30			
15:00			
15:30			
16:00			
16:30			
17:00			
17:30			
18:00			
18:30			
19:00			
19:30			
20:00			
20:30			
21:00			
21:30			
22:00			
22:30			
23:00			
23:30			

WHAT I AM GRATEFUL FOR			
1.		STEPS	TO DO TOMORROW
2.		CALORIES	
3.			
4.		DISTANCE	
5.			
6.			
7.		OTHER	
8.			
9.			
10.			

3 November

	WHAT I DID	WHAT I ATE AND DRANK	TO DO/APPOINTMENTS
5:00			
5:30			
6:00			
6:30			
7:00			
7:30			
8:00			
8:30			
9:00			
9:30			
10:00			
10:30			
11:00			
11:30			
12:00			
12:30			
13:00			
13:30			
14:00			
14:30			
15:00			
15:30			
16:00			
16:30			
17:00			
17:30			
18:00			
18:30			
19:00			
19:30			
20:00			
20:30			
21:00			
21:30			
22:00			
22:30			
23:00			
23:30			

WHAT I AM GRATEFUL FOR		STEPS	TO DO TOMORROW
1.			
2.		CALORIES	
3.			
4.		DISTANCE	
5.			
6.			
7.		OTHER	
8.			
9.			
10.			

4 November

	WHAT I DID	WHAT I ATE AND DRANK	TO DO/APPOINTMENTS
5:00			
5:30			
6:00			
6:30			
7:00			
7:30			
8:00			
8:30			
9:00			
9:30			
10:00			
10:30			
11:00			
11:30			
12:00			
12:30			
13:00			
13:30			
14:00			
14:30			
15:00			
15:30			
16:00			
16:30			
17:00			
17:30			
18:00			
18:30			
19:00			
19:30			
20:00			
20:30			
21:00			
21:30			
22:00			
22:30			
23:00			
23:30			

WHAT I AM GRATEFUL FOR		STEPS	TO DO TOMORROW
1.			
2.		CALORIES	
3.			
4.		DISTANCE	
5.			
6.			
7.		OTHER	
8.			
9.			
10.			

5 November

	WHAT I DID	WHAT I ATE AND DRANK	TO DO/APPOINTMENTS
5:00			
5:30			
6:00			
6:30			
7:00			
7:30			
8:00			
8:30			
9:00			
9:30			
10:00			
10:30			
11:00			
11:30			
12:00			
12:30			
13:00			
13:30			
14:00			
14:30			
15:00			
15:30			
16:00			
16:30			
17:00			
17:30			
18:00			
18:30			
19:00			
19:30			
20:00			
20:30			
21:00			
21:30			
22:00			
22:30			
23:00			
23:30			

WHAT I AM GRATEFUL FOR		STEPS	TO DO TOMORROW
1.			
2.		CALORIES	
3.			
4.		DISTANCE	
5.			
6.			
7.		OTHER	
8.			
9.			
10.			

6 November

	WHAT I DID	WHAT I ATE AND DRANK	TO DO/APPOINTMENTS
5:00			
5:30			
6:00			
6:30			
7:00			
7:30			
8:00			
8:30			
9:00			
9:30			
10:00			
10:30			
11:00			
11:30			
12:00			
12:30			
13:00			
13:30			
14:00			
14:30			
15:00			
15:30			
16:00			
16:30			
17:00			
17:30			
18:00			
18:30			
19:00			
19:30			
20:00			
20:30			
21:00			
21:30			
22:00			
22:30			
23:00			
23:30			

WHAT I AM GRATEFUL FOR		STEPS	TO DO TOMORROW
1.			
2.		CALORIES	
3.			
4.		DISTANCE	
5.			
6.			
7.		OTHER	
8.			
9.			
10.			

7 November

	WHAT I DID	WHAT I ATE AND DRANK	TO DO/APPOINTMENTS
5:00			
5:30			
6:00			
6:30			
7:00			
7:30			
8:00			
8:30			
9:00			
9:30			
10:00			
10:30			
11:00			
11:30			
12:00			
12:30			
13:00			
13:30			
14:00			
14:30			
15:00			
15:30			
16:00			
16:30			
17:00			
17:30			
18:00			
18:30			
19:00			
19:30			
20:00			
20:30			
21:00			
21:30			
22:00			
22:30			
23:00			
23:30			

WHAT I AM GRATEFUL FOR			
1.		STEPS	TO DO TOMORROW
2.		CALORIES	
3.			
4.		DISTANCE	
5.			
6.			
7.		OTHER	
8.			
9.			
10.			

8 November

	WHAT I DID	WHAT I ATE AND DRANK	TO DO/APPOINTMENTS
5:00			
5:30			
6:00			
6:30			
7:00			
7:30			
8:00			
8:30			
9:00			
9:30			
10:00			
10:30			
11:00			
11:30			
12:00			
12:30			
13:00			
13:30			
14:00			
14:30			
15:00			
15:30			
16:00			
16:30			
17:00			
17:30			
18:00			
18:30			
19:00			
19:30			
20:00			
20:30			
21:00			
21:30			
22:00			
22:30			
23:00			
23:30			

WHAT I AM GRATEFUL FOR	STEPS	TO DO TOMORROW
1.		
2.	CALORIES	
3.		
4.	DISTANCE	
5.		
6.		
7.	OTHER	
8.		
9.		
10.		

9 November

	WHAT I DID	WHAT I ATE AND DRANK	TO DO/APPOINTMENTS
5:00			
5:30			
6:00			
6:30			
7:00			
7:30			
8:00			
8:30			
9:00			
9:30			
10:00			
10:30			
11:00			
11:30			
12:00			
12:30			
13:00			
13:30			
14:00			
14:30			
15:00			
15:30			
16:00			
16:30			
17:00			
17:30			
18:00			
18:30			
19:00			
19:30			
20:00			
20:30			
21:00			
21:30			
22:00			
22:30			
23:00			
23:30			

WHAT I AM GRATEFUL FOR		STEPS	TO DO TOMORROW
1.			
2.		CALORIES	
3.			
4.		DISTANCE	
5.			
6.			
7.		OTHER	
8.			
9.			
10.			

10 November

	WHAT I DID	WHAT I ATE AND DRANK	TO DO/APPOINTMENTS
5:00			
5:30			
6:00			
6:30			
7:00			
7:30			
8:00			
8:30			
9:00			
9:30			
10:00			
10:30			
11:00			
11:30			
12:00			
12:30			
13:00			
13:30			
14:00			
14:30			
15:00			
15:30			
16:00			
16:30			
17:00			
17:30			
18:00			
18:30			
19:00			
19:30			
20:00			
20:30			
21:00			
21:30			
22:00			
22:30			
23:00			
23:30			

WHAT I AM GRATEFUL FOR		STEPS	TO DO TOMORROW
1.			
2.		CALORIES	
3.			
4.		DISTANCE	
5.			
6.			
7.		OTHER	
8.			
9.			
10.			

11 November

	WHAT I DID	WHAT I ATE AND DRANK	TO DO/APPOINTMENTS
5:00			
5:30			
6:00			
6:30			
7:00			
7:30			
8:00			
8:30			
9:00			
9:30			
10:00			
10:30			
11:00			
11:30			
12:00			
12:30			
13:00			
13:30			
14:00			
14:30			
15:00			
15:30			
16:00			
16:30			
17:00			
17:30			
18:00			
18:30			
19:00			
19:30			
20:00			
20:30			
21:00			
21:30			
22:00			
22:30			
23:00			
23:30			

WHAT I AM GRATEFUL FOR		STEPS	TO DO TOMORROW
1.			
2.		CALORIES	
3.			
4.		DISTANCE	
5.			
6.			
7.		OTHER	
8.			
9.			
10.			

12 November

	WHAT I DID	WHAT I ATE AND DRANK	TO DO/APPOINTMENTS
5:00			
5:30			
6:00			
6:30			
7:00			
7:30			
8:00			
8:30			
9:00			
9:30			
10:00			
10:30			
11:00			
11:30			
12:00			
12:30			
13:00			
13:30			
14:00			
14:30			
15:00			
15:30			
16:00			
16:30			
17:00			
17:30			
18:00			
18:30			
19:00			
19:30			
20:00			
20:30			
21:00			
21:30			
22:00			
22:30			
23:00			
23:30			

WHAT I AM GRATEFUL FOR		STEPS	TO DO TOMORROW
1.			
2.		CALORIES	
3.			
4.		DISTANCE	
5.			
6.			
7.		OTHER	
8.			
9.			
10.			

13 November

	WHAT I DID	WHAT I ATE AND DRANK	TO DO/APPOINTMENTS
5:00			
5:30			
6:00			
6:30			
7:00			
7:30			
8:00			
8:30			
9:00			
9:30			
10:00			
10:30			
11:00			
11:30			
12:00			
12:30			
13:00			
13:30			
14:00			
14:30			
15:00			
15:30			
16:00			
16:30			
17:00			
17:30			
18:00			
18:30			
19:00			
19:30			
20:00			
20:30			
21:00			
21:30			
22:00			
22:30			
23:00			
23:30			

WHAT I AM GRATEFUL FOR		STEPS	TO DO TOMORROW
1.			
2.		CALORIES	
3.			
4.		DISTANCE	
5.			
6.			
7.		OTHER	
8.			
9.			
10.			

14 November

	WHAT I DID	WHAT I ATE AND DRANK	TO DO/APPOINTMENTS
5:00			
5:30			
6:00			
6:30			
7:00			
7:30			
8:00			
8:30			
9:00			
9:30			
10:00			
10:30			
11:00			
11:30			
12:00			
12:30			
13:00			
13:30			
14:00			
14:30			
15:00			
15:30			
16:00			
16:30			
17:00			
17:30			
18:00			
18:30			
19:00			
19:30			
20:00			
20:30			
21:00			
21:30			
22:00			
22:30			
23:00			
23:30			

WHAT I AM GRATEFUL FOR		STEPS	TO DO TOMORROW
1.			
2.		CALORIES	
3.			
4.		DISTANCE	
5.			
6.			
7.		OTHER	
8.			
9.			
10.			

15 November

	WHAT I DID	WHAT I ATE AND DRANK	TO DO/APPOINTMENTS
5:00			
5:30			
6:00			
6:30			
7:00			
7:30			
8:00			
8:30			
9:00			
9:30			
10:00			
10:30			
11:00			
11:30			
12:00			
12:30			
13:00			
13:30			
14:00			
14:30			
15:00			
15:30			
16:00			
16:30			
17:00			
17:30			
18:00			
18:30			
19:00			
19:30			
20:00			
20:30			
21:00			
21:30			
22:00			
22:30			
23:00			
23:30			

WHAT I AM GRATEFUL FOR		STEPS	TO DO TOMORROW
1.			
2.		CALORIES	
3.			
4.		DISTANCE	
5.			
6.			
7.		OTHER	
8.			
9.			
10.			

16 November

	WHAT I DID	WHAT I ATE AND DRANK	TO DO/APPOINTMENTS
5:00			
5:30			
6:00			
6:30			
7:00			
7:30			
8:00			
8:30			
9:00			
9:30			
10:00			
10:30			
11:00			
11:30			
12:00			
12:30			
13:00			
13:30			
14:00			
14:30			
15:00			
15:30			
16:00			
16:30			
17:00			
17:30			
18:00			
18:30			
19:00			
19:30			
20:00			
20:30			
21:00			
21:30			
22:00			
22:30			
23:00			
23:30			

WHAT I AM GRATEFUL FOR			
1.		STEPS	TO DO TOMORROW
2.		CALORIES	
3.			
4.		DISTANCE	
5.			
6.			
7.		OTHER	
8.			
9.			
10.			

17 November

	WHAT I DID	WHAT I ATE AND DRANK	TO DO/APPOINTMENTS
5:00			
5:30			
6:00			
6:30			
7:00			
7:30			
8:00			
8:30			
9:00			
9:30			
10:00			
10:30			
11:00			
11:30			
12:00			
12:30			
13:00			
13:30			
14:00			
14:30			
15:00			
15:30			
16:00			
16:30			
17:00			
17:30			
18:00			
18:30			
19:00			
19:30			
20:00			
20:30			
21:00			
21:30			
22:00			
22:30			
23:00			
23:30			

WHAT I AM GRATEFUL FOR		STEPS	TO DO TOMORROW
1.			
2.		CALORIES	
3.			
4.		DISTANCE	
5.			
6.			
7.		OTHER	
8.			
9.			
10.			

18 November

	WHAT I DID	WHAT I ATE AND DRANK	TO DO/APPOINTMENTS
5:00			
5:30			
6:00			
6:30			
7:00			
7:30			
8:00			
8:30			
9:00			
9:30			
10:00			
10:30			
11:00			
11:30			
12:00			
12:30			
13:00			
13:30			
14:00			
14:30			
15:00			
15:30			
16:00			
16:30			
17:00			
17:30			
18:00			
18:30			
19:00			
19:30			
20:00			
20:30			
21:00			
21:30			
22:00			
22:30			
23:00			
23:30			

WHAT I AM GRATEFUL FOR		STEPS	TO DO TOMORROW
1.			
2.		CALORIES	
3.			
4.		DISTANCE	
5.			
6.			
7.		OTHER	
8.			
9.			
10.			

19 November

	WHAT I DID	WHAT I ATE AND DRANK	TO DO/APPOINTMENTS
5:00			
5:30			
6:00			
6:30			
7:00			
7:30			
8:00			
8:30			
9:00			
9:30			
10:00			
10:30			
11:00			
11:30			
12:00			
12:30			
13:00			
13:30			
14:00			
14:30			
15:00			
15:30			
16:00			
16:30			
17:00			
17:30			
18:00			
18:30			
19:00			
19:30			
20:00			
20:30			
21:00			
21:30			
22:00			
22:30			
23:00			
23:30			

WHAT I AM GRATEFUL FOR		STEPS	TO DO TOMORROW
1.			
2.		CALORIES	
3.			
4.		DISTANCE	
5.			
6.			
7.		OTHER	
8.			
9.			
10.			

20 November

	WHAT I DID	WHAT I ATE AND DRANK	TO DO/APPOINTMENTS
5:00			
5:30			
6:00			
6:30			
7:00			
7:30			
8:00			
8:30			
9:00			
9:30			
10:00			
10:30			
11:00			
11:30			
12:00			
12:30			
13:00			
13:30			
14:00			
14:30			
15:00			
15:30			
16:00			
16:30			
17:00			
17:30			
18:00			
18:30			
19:00			
19:30			
20:00			
20:30			
21:00			
21:30			
22:00			
22:30			
23:00			
23:30			

WHAT I AM GRATEFUL FOR		STEPS	TO DO TOMORROW
1.			
2.		CALORIES	
3.			
4.		DISTANCE	
5.			
6.			
7.		OTHER	
8.			
9.			
10.			

21 November

	WHAT I DID	WHAT I ATE AND DRANK	TO DO/APPOINTMENTS
5:00			
5:30			
6:00			
6:30			
7:00			
7:30			
8:00			
8:30			
9:00			
9:30			
10:00			
10:30			
11:00			
11:30			
12:00			
12:30			
13:00			
13:30			
14:00			
14:30			
15:00			
15:30			
16:00			
16:30			
17:00			
17:30			
18:00			
18:30			
19:00			
19:30			
20:00			
20:30			
21:00			
21:30			
22:00			
22:30			
23:00			
23:30			

WHAT I AM GRATEFUL FOR			TO DO TOMORROW
1.		STEPS	
2.		CALORIES	
3.			
4.		DISTANCE	
5.			
6.			
7.		OTHER	
8.			
9.			
10.			

22 November

	WHAT I DID	WHAT I ATE AND DRANK	TO DO/APPOINTMENTS
5:00			
5:30			
6:00			
6:30			
7:00			
7:30			
8:00			
8:30			
9:00			
9:30			
10:00			
10:30			
11:00			
11:30			
12:00			
12:30			
13:00			
13:30			
14:00			
14:30			
15:00			
15:30			
16:00			
16:30			
17:00			
17:30			
18:00			
18:30			
19:00			
19:30			
20:00			
20:30			
21:00			
21:30			
22:00			
22:30			
23:00			
23:30			

WHAT I AM GRATEFUL FOR		STEPS	TO DO TOMORROW
1.			
2.		CALORIES	
3.			
4.		DISTANCE	
5.			
6.			
7.		OTHER	
8.			
9.			
10.			

23 November

	WHAT I DID	WHAT I ATE AND DRANK	TO DO/APPOINTMENTS
5:00			
5:30			
6:00			
6:30			
7:00			
7:30			
8:00			
8:30			
9:00			
9:30			
10:00			
10:30			
11:00			
11:30			
12:00			
12:30			
13:00			
13:30			
14:00			
14:30			
15:00			
15:30			
16:00			
16:30			
17:00			
17:30			
18:00			
18:30			
19:00			
19:30			
20:00			
20:30			
21:00			
21:30			
22:00			
22:30			
23:00			
23:30			

WHAT I AM GRATEFUL FOR		STEPS	TO DO TOMORROW
1.			
2.		CALORIES	
3.			
4.		DISTANCE	
5.			
6.			
7.		OTHER	
8.			
9.			
10.			

24 November

	WHAT I DID	WHAT I ATE AND DRANK	TO DO/APPOINTMENTS
5:00			
5:30			
6:00			
6:30			
7:00			
7:30			
8:00			
8:30			
9:00			
9:30			
10:00			
10:30			
11:00			
11:30			
12:00			
12:30			
13:00			
13:30			
14:00			
14:30			
15:00			
15:30			
16:00			
16:30			
17:00			
17:30			
18:00			
18:30			
19:00			
19:30			
20:00			
20:30			
21:00			
21:30			
22:00			
22:30			
23:00			
23:30			

WHAT I AM GRATEFUL FOR		STEPS	TO DO TOMORROW
1.			
2.		CALORIES	
3.			
4.		DISTANCE	
5.			
6.			
7.		OTHER	
8.			
9.			
10.			

25 November

	WHAT I DID	WHAT I ATE AND DRANK	TO DO/APPOINTMENTS
5:00			
5:30			
6:00			
6:30			
7:00			
7:30			
8:00			
8:30			
9:00			
9:30			
10:00			
10:30			
11:00			
11:30			
12:00			
12:30			
13:00			
13:30			
14:00			
14:30			
15:00			
15:30			
16:00			
16:30			
17:00			
17:30			
18:00			
18:30			
19:00			
19:30			
20:00			
20:30			
21:00			
21:30			
22:00			
22:30			
23:00			
23:30			

WHAT I AM GRATEFUL FOR		STEPS	TO DO TOMORROW
1.			
2.		CALORIES	
3.			
4.		DISTANCE	
5.			
6.			
7.		OTHER	
8.			
9.			
10.			

26 November

	WHAT I DID	WHAT I ATE AND DRANK	TO DO/APPOINTMENTS
5:00			
5:30			
6:00			
6:30			
7:00			
7:30			
8:00			
8:30			
9:00			
9:30			
10:00			
10:30			
11:00			
11:30			
12:00			
12:30			
13:00			
13:30			
14:00			
14:30			
15:00			
15:30			
16:00			
16:30			
17:00			
17:30			
18:00			
18:30			
19:00			
19:30			
20:00			
20:30			
21:00			
21:30			
22:00			
22:30			
23:00			
23:30			

WHAT I AM GRATEFUL FOR		STEPS	TO DO TOMORROW
1.			
2.		CALORIES	
3.			
4.		DISTANCE	
5.			
6.			
7.		OTHER	
8.			
9.			
10.			

27 November

	WHAT I DID	WHAT I ATE AND DRANK	TO DO/APPOINTMENTS
5:00			
5:30			
6:00			
6:30			
7:00			
7:30			
8:00			
8:30			
9:00			
9:30			
10:00			
10:30			
11:00			
11:30			
12:00			
12:30			
13:00			
13:30			
14:00			
14:30			
15:00			
15:30			
16:00			
16:30			
17:00			
17:30			
18:00			
18:30			
19:00			
19:30			
20:00			
20:30			
21:00			
21:30			
22:00			
22:30			
23:00			
23:30			

WHAT I AM GRATEFUL FOR		STEPS	TO DO TOMORROW
1.			
2.		CALORIES	
3.			
4.		DISTANCE	
5.			
6.			
7.		OTHER	
8.			
9.			
10.			

28 November

	WHAT I DID	WHAT I ATE AND DRANK	TO DO/APPOINTMENTS
5:00			
5:30			
6:00			
6:30			
7:00			
7:30			
8:00			
8:30			
9:00			
9:30			
10:00			
10:30			
11:00			
11:30			
12:00			
12:30			
13:00			
13:30			
14:00			
14:30			
15:00			
15:30			
16:00			
16:30			
17:00			
17:30			
18:00			
18:30			
19:00			
19:30			
20:00			
20:30			
21:00			
21:30			
22:00			
22:30			
23:00			
23:30			

WHAT I AM GRATEFUL FOR		STEPS	TO DO TOMORROW
1.			
2.		CALORIES	
3.			
4.		DISTANCE	
5.			
6.			
7.		OTHER	
8.			
9.			
10.			

29 November

	WHAT I DID	WHAT I ATE AND DRANK	TO DO/APPOINTMENTS
5:00			
5:30			
6:00			
6:30			
7:00			
7:30			
8:00			
8:30			
9:00			
9:30			
10:00			
10:30			
11:00			
11:30			
12:00			
12:30			
13:00			
13:30			
14:00			
14:30			
15:00			
15:30			
16:00			
16:30			
17:00			
17:30			
18:00			
18:30			
19:00			
19:30			
20:00			
20:30			
21:00			
21:30			
22:00			
22:30			
23:00			
23:30			

WHAT I AM GRATEFUL FOR		STEPS	TO DO TOMORROW
1.			
2.		CALORIES	
3.			
4.		DISTANCE	
5.			
6.			
7.		OTHER	
8.			
9.			
10.			

30 November

	WHAT I DID	WHAT I ATE AND DRANK	TO DO/APPOINTMENTS
5:00			
5:30			
6:00			
6:30			
7:00			
7:30			
8:00			
8:30			
9:00			
9:30			
10:00			
10:30			
11:00			
11:30			
12:00			
12:30			
13:00			
13:30			
14:00			
14:30			
15:00			
15:30			
16:00			
16:30			
17:00			
17:30			
18:00			
18:30			
19:00			
19:30			
20:00			
20:30			
21:00			
21:30			
22:00			
22:30			
23:00			
23:30			

WHAT I AM GRATEFUL FOR		STEPS	TO DO TOMORROW
1.			
2.		CALORIES	
3.			
4.		DISTANCE	
5.			
6.			
7.		OTHER	
8.			
9.			
10.			

December--Monthly Goals

Week 1	Week 2	Week 3	Week 4	Week 5

1 December

	WHAT I DID	WHAT I ATE AND DRANK	TO DO/APPOINTMENTS
5:00			
5:30			
6:00			
6:30			
7:00			
7:30			
8:00			
8:30			
9:00			
9:30			
10:00			
10:30			
11:00			
11:30			
12:00			
12:30			
13:00			
13:30			
14:00			
14:30			
15:00			
15:30			
16:00			
16:30			
17:00			
17:30			
18:00			
18:30			
19:00			
19:30			
20:00			
20:30			
21:00			
21:30			
22:00			
22:30			
23:00			
23:30			

WHAT I AM GRATEFUL FOR			
1.		STEPS	TO DO TOMORROW
2.		CALORIES	
3.			
4.		DISTANCE	
5.			
6.			
7.		OTHER	
8.			
9.			
10.			

2 December

	WHAT I DID	WHAT I ATE AND DRANK	TO DO/APPOINTMENTS
5:00			
5:30			
6:00			
6:30			
7:00			
7:30			
8:00			
8:30			
9:00			
9:30			
10:00			
10:30			
11:00			
11:30			
12:00			
12:30			
13:00			
13:30			
14:00			
14:30			
15:00			
15:30			
16:00			
16:30			
17:00			
17:30			
18:00			
18:30			
19:00			
19:30			
20:00			
20:30			
21:00			
21:30			
22:00			
22:30			
23:00			
23:30			

WHAT I AM GRATEFUL FOR		STEPS	TO DO TOMORROW
1.			
2.		CALORIES	
3.			
4.		DISTANCE	
5.			
6.			
7.		OTHER	
8.			
9.			
10.			

3 December

	WHAT I DID	WHAT I ATE AND DRANK	TO DO/APPOINTMENTS
5:00			
5:30			
6:00			
6:30			
7:00			
7:30			
8:00			
8:30			
9:00			
9:30			
10:00			
10:30			
11:00			
11:30			
12:00			
12:30			
13:00			
13:30			
14:00			
14:30			
15:00			
15:30			
16:00			
16:30			
17:00			
17:30			
18:00			
18:30			
19:00			
19:30			
20:00			
20:30			
21:00			
21:30			
22:00			
22:30			
23:00			
23:30			

WHAT I AM GRATEFUL FOR		STEPS	TO DO TOMORROW
1.			
2.		CALORIES	
3.			
4.		DISTANCE	
5.			
6.			
7.		OTHER	
8.			
9.			
10.			

4 December

	WHAT I DID	WHAT I ATE AND DRANK	TO DO/APPOINTMENTS
5:00			
5:30			
6:00			
6:30			
7:00			
7:30			
8:00			
8:30			
9:00			
9:30			
10:00			
10:30			
11:00			
11:30			
12:00			
12:30			
13:00			
13:30			
14:00			
14:30			
15:00			
15:30			
16:00			
16:30			
17:00			
17:30			
18:00			
18:30			
19:00			
19:30			
20:00			
20:30			
21:00			
21:30			
22:00			
22:30			
23:00			
23:30			

WHAT I AM GRATEFUL FOR			
1.		STEPS	TO DO TOMORROW
2.		CALORIES	
3.			
4.		DISTANCE	
5.			
6.			
7.		OTHER	
8.			
9.			
10.			

5 December

	WHAT I DID	WHAT I ATE AND DRANK	TO DO/APPOINTMENTS
5:00			
5:30			
6:00			
6:30			
7:00			
7:30			
8:00			
8:30			
9:00			
9:30			
10:00			
10:30			
11:00			
11:30			
12:00			
12:30			
13:00			
13:30			
14:00			
14:30			
15:00			
15:30			
16:00			
16:30			
17:00			
17:30			
18:00			
18:30			
19:00			
19:30			
20:00			
20:30			
21:00			
21:30			
22:00			
22:30			
23:00			
23:30			

WHAT I AM GRATEFUL FOR		STEPS	TO DO TOMORROW
1.			
2.		CALORIES	
3.			
4.		DISTANCE	
5.			
6.			
7.		OTHER	
8.			
9.			
10.			

6 December

	WHAT I DID	WHAT I ATE AND DRANK	TO DO/APPOINTMENTS
5:00			
5:30			
6:00			
6:30			
7:00			
7:30			
8:00			
8:30			
9:00			
9:30			
10:00			
10:30			
11:00			
11:30			
12:00			
12:30			
13:00			
13:30			
14:00			
14:30			
15:00			
15:30			
16:00			
16:30			
17:00			
17:30			
18:00			
18:30			
19:00			
19:30			
20:00			
20:30			
21:00			
21:30			
22:00			
22:30			
23:00			
23:30			

WHAT I AM GRATEFUL FOR			
1.		STEPS	TO DO TOMORROW
2.		CALORIES	
3.			
4.		DISTANCE	
5.			
6.			
7.		OTHER	
8.			
9.			
10.			

7 December

	WHAT I DID	WHAT I ATE AND DRANK	TO DO/APPOINTMENTS
5:00			
5:30			
6:00			
6:30			
7:00			
7:30			
8:00			
8:30			
9:00			
9:30			
10:00			
10:30			
11:00			
11:30			
12:00			
12:30			
13:00			
13:30			
14:00			
14:30			
15:00			
15:30			
16:00			
16:30			
17:00			
17:30			
18:00			
18:30			
19:00			
19:30			
20:00			
20:30			
21:00			
21:30			
22:00			
22:30			
23:00			
23:30			

WHAT I AM GRATEFUL FOR		STEPS	TO DO TOMORROW
1.			
2.		CALORIES	
3.			
4.		DISTANCE	
5.			
6.			
7.		OTHER	
8.			
9.			
10.			

8 December

	WHAT I DID	WHAT I ATE AND DRANK	TO DO/APPOINTMENTS
5:00			
5:30			
6:00			
6:30			
7:00			
7:30			
8:00			
8:30			
9:00			
9:30			
10:00			
10:30			
11:00			
11:30			
12:00			
12:30			
13:00			
13:30			
14:00			
14:30			
15:00			
15:30			
16:00			
16:30			
17:00			
17:30			
18:00			
18:30			
19:00			
19:30			
20:00			
20:30			
21:00			
21:30			
22:00			
22:30			
23:00			
23:30			

WHAT I AM GRATEFUL FOR		STEPS	TO DO TOMORROW
1.			
2.		CALORIES	
3.			
4.		DISTANCE	
5.			
6.			
7.		OTHER	
8.			
9.			
10.			

9 December

	WHAT I DID	WHAT I ATE AND DRANK	TO DO/APPOINTMENTS
5:00			
5:30			
6:00			
6:30			
7:00			
7:30			
8:00			
8:30			
9:00			
9:30			
10:00			
10:30			
11:00			
11:30			
12:00			
12:30			
13:00			
13:30			
14:00			
14:30			
15:00			
15:30			
16:00			
16:30			
17:00			
17:30			
18:00			
18:30			
19:00			
19:30			
20:00			
20:30			
21:00			
21:30			
22:00			
22:30			
23:00			
23:30			

WHAT I AM GRATEFUL FOR		STEPS	TO DO TOMORROW
1.			
2.		CALORIES	
3.			
4.		DISTANCE	
5.			
6.			
7.		OTHER	
8.			
9.			
10.			

10 December

	WHAT I DID	WHAT I ATE AND DRANK	TO DO/APPOINTMENTS
5:00			
5:30			
6:00			
6:30			
7:00			
7:30			
8:00			
8:30			
9:00			
9:30			
10:00			
10:30			
11:00			
11:30			
12:00			
12:30			
13:00			
13:30			
14:00			
14:30			
15:00			
15:30			
16:00			
16:30			
17:00			
17:30			
18:00			
18:30			
19:00			
19:30			
20:00			
20:30			
21:00			
21:30			
22:00			
22:30			
23:00			
23:30			

WHAT I AM GRATEFUL FOR		STEPS	TO DO TOMORROW
1.			
2.		CALORIES	
3.			
4.		DISTANCE	
5.			
6.			
7.		OTHER	
8.			
9.			
10.			

11 December

	WHAT I DID	WHAT I ATE AND DRANK	TO DO/APPOINTMENTS
5:00			
5:30			
6:00			
6:30			
7:00			
7:30			
8:00			
8:30			
9:00			
9:30			
10:00			
10:30			
11:00			
11:30			
12:00			
12:30			
13:00			
13:30			
14:00			
14:30			
15:00			
15:30			
16:00			
16:30			
17:00			
17:30			
18:00			
18:30			
19:00			
19:30			
20:00			
20:30			
21:00			
21:30			
22:00			
22:30			
23:00			
23:30			

WHAT I AM GRATEFUL FOR		STEPS	TO DO TOMORROW
1.			
2.		CALORIES	
3.			
4.		DISTANCE	
5.			
6.			
7.		OTHER	
8.			
9.			
10.			

12 December

	WHAT I DID	WHAT I ATE AND DRANK	TO DO/APPOINTMENTS
5:00			
5:30			
6:00			
6:30			
7:00			
7:30			
8:00			
8:30			
9:00			
9:30			
10:00			
10:30			
11:00			
11:30			
12:00			
12:30			
13:00			
13:30			
14:00			
14:30			
15:00			
15:30			
16:00			
16:30			
17:00			
17:30			
18:00			
18:30			
19:00			
19:30			
20:00			
20:30			
21:00			
21:30			
22:00			
22:30			
23:00			
23:30			

WHAT I AM GRATEFUL FOR		STEPS	TO DO TOMORROW
1.			
2.		CALORIES	
3.			
4.		DISTANCE	
5.			
6.			
7.		OTHER	
8.			
9.			
10.			

13 December

	WHAT I DID	WHAT I ATE AND DRANK	TO DO/APPOINTMENTS
5:00			
5:30			
6:00			
6:30			
7:00			
7:30			
8:00			
8:30			
9:00			
9:30			
10:00			
10:30			
11:00			
11:30			
12:00			
12:30			
13:00			
13:30			
14:00			
14:30			
15:00			
15:30			
16:00			
16:30			
17:00			
17:30			
18:00			
18:30			
19:00			
19:30			
20:00			
20:30			
21:00			
21:30			
22:00			
22:30			
23:00			
23:30			

WHAT I AM GRATEFUL FOR		STEPS	TO DO TOMORROW
1.			
2.		CALORIES	
3.			
4.		DISTANCE	
5.			
6.			
7.		OTHER	
8.			
9.			
10.			

14 December

	WHAT I DID	WHAT I ATE AND DRANK	TO DO/APPOINTMENTS
5:00			
5:30			
6:00			
6:30			
7:00			
7:30			
8:00			
8:30			
9:00			
9:30			
10:00			
10:30			
11:00			
11:30			
12:00			
12:30			
13:00			
13:30			
14:00			
14:30			
15:00			
15:30			
16:00			
16:30			
17:00			
17:30			
18:00			
18:30			
19:00			
19:30			
20:00			
20:30			
21:00			
21:30			
22:00			
22:30			
23:00			
23:30			

WHAT I AM GRATEFUL FOR		STEPS	TO DO TOMORROW
1.			
2.		CALORIES	
3.			
4.		DISTANCE	
5.			
6.			
7.		OTHER	
8.			
9.			
10.			

15 December

	WHAT I DID	WHAT I ATE AND DRANK	TO DO/APPOINTMENTS
5:00			
5:30			
6:00			
6:30			
7:00			
7:30			
8:00			
8:30			
9:00			
9:30			
10:00			
10:30			
11:00			
11:30			
12:00			
12:30			
13:00			
13:30			
14:00			
14:30			
15:00			
15:30			
16:00			
16:30			
17:00			
17:30			
18:00			
18:30			
19:00			
19:30			
20:00			
20:30			
21:00			
21:30			
22:00			
22:30			
23:00			
23:30			

WHAT I AM GRATEFUL FOR		STEPS	TO DO TOMORROW
1.			
2.		CALORIES	
3.			
4.		DISTANCE	
5.			
6.			
7.		OTHER	
8.			
9.			
10.			

16 December

	WHAT I DID	WHAT I ATE AND DRANK	TO DO/APPOINTMENTS
5:00			
5:30			
6:00			
6:30			
7:00			
7:30			
8:00			
8:30			
9:00			
9:30			
10:00			
10:30			
11:00			
11:30			
12:00			
12:30			
13:00			
13:30			
14:00			
14:30			
15:00			
15:30			
16:00			
16:30			
17:00			
17:30			
18:00			
18:30			
19:00			
19:30			
20:00			
20:30			
21:00			
21:30			
22:00			
22:30			
23:00			
23:30			

WHAT I AM GRATEFUL FOR		STEPS	TO DO TOMORROW
1.			
2.		CALORIES	
3.			
4.		DISTANCE	
5.			
6.			
7.		OTHER	
8.			
9.			
10.			

17 December

	WHAT I DID	WHAT I ATE AND DRANK	TO DO/APPOINTMENTS
5:00			
5:30			
6:00			
6:30			
7:00			
7:30			
8:00			
8:30			
9:00			
9:30			
10:00			
10:30			
11:00			
11:30			
12:00			
12:30			
13:00			
13:30			
14:00			
14:30			
15:00			
15:30			
16:00			
16:30			
17:00			
17:30			
18:00			
18:30			
19:00			
19:30			
20:00			
20:30			
21:00			
21:30			
22:00			
22:30			
23:00			
23:30			

WHAT I AM GRATEFUL FOR		STEPS	TO DO TOMORROW
1.			
2.		CALORIES	
3.			
4.		DISTANCE	
5.			
6.			
7.		OTHER	
8.			
9.			
10.			

18 December

	WHAT I DID	WHAT I ATE AND DRANK	TO DO/APPOINTMENTS
5:00			
5:30			
6:00			
6:30			
7:00			
7:30			
8:00			
8:30			
9:00			
9:30			
10:00			
10:30			
11:00			
11:30			
12:00			
12:30			
13:00			
13:30			
14:00			
14:30			
15:00			
15:30			
16:00			
16:30			
17:00			
17:30			
18:00			
18:30			
19:00			
19:30			
20:00			
20:30			
21:00			
21:30			
22:00			
22:30			
23:00			
23:30			

WHAT I AM GRATEFUL FOR		STEPS	TO DO TOMORROW
1.			
2.		CALORIES	
3.			
4.		DISTANCE	
5.			
6.			
7.		OTHER	
8.			
9.			
10.			

19 December

	WHAT I DID	WHAT I ATE AND DRANK	TO DO/APPOINTMENTS
5:00			
5:30			
6:00			
6:30			
7:00			
7:30			
8:00			
8:30			
9:00			
9:30			
10:00			
10:30			
11:00			
11:30			
12:00			
12:30			
13:00			
13:30			
14:00			
14:30			
15:00			
15:30			
16:00			
16:30			
17:00			
17:30			
18:00			
18:30			
19:00			
19:30			
20:00			
20:30			
21:00			
21:30			
22:00			
22:30			
23:00			
23:30			

WHAT I AM GRATEFUL FOR		STEPS	TO DO TOMORROW
1.			
2.		CALORIES	
3.			
4.		DISTANCE	
5.			
6.			
7.		OTHER	
8.			
9.			
10.			

20 December

	WHAT I DID	WHAT I ATE AND DRANK	TO DO/APPOINTMENTS
5:00			
5:30			
6:00			
6:30			
7:00			
7:30			
8:00			
8:30			
9:00			
9:30			
10:00			
10:30			
11:00			
11:30			
12:00			
12:30			
13:00			
13:30			
14:00			
14:30			
15:00			
15:30			
16:00			
16:30			
17:00			
17:30			
18:00			
18:30			
19:00			
19:30			
20:00			
20:30			
21:00			
21:30			
22:00			
22:30			
23:00			
23:30			

WHAT I AM GRATEFUL FOR		STEPS	TO DO TOMORROW
1.			
2.		CALORIES	
3.			
4.		DISTANCE	
5.			
6.			
7.		OTHER	
8.			
9.			
10.			

21 December

	WHAT I DID	WHAT I ATE AND DRANK	TO DO/APPOINTMENTS
5:00			
5:30			
6:00			
6:30			
7:00			
7:30			
8:00			
8:30			
9:00			
9:30			
10:00			
10:30			
11:00			
11:30			
12:00			
12:30			
13:00			
13:30			
14:00			
14:30			
15:00			
15:30			
16:00			
16:30			
17:00			
17:30			
18:00			
18:30			
19:00			
19:30			
20:00			
20:30			
21:00			
21:30			
22:00			
22:30			
23:00			
23:30			

WHAT I AM GRATEFUL FOR		STEPS	TO DO TOMORROW
1.			
2.		CALORIES	
3.			
4.		DISTANCE	
5.			
6.			
7.		OTHER	
8.			
9.			
10.			

22 December

	WHAT I DID	WHAT I ATE AND DRANK	TO DO/APPOINTMENTS
5:00			
5:30			
6:00			
6:30			
7:00			
7:30			
8:00			
8:30			
9:00			
9:30			
10:00			
10:30			
11:00			
11:30			
12:00			
12:30			
13:00			
13:30			
14:00			
14:30			
15:00			
15:30			
16:00			
16:30			
17:00			
17:30			
18:00			
18:30			
19:00			
19:30			
20:00			
20:30			
21:00			
21:30			
22:00			
22:30			
23:00			
23:30			

WHAT I AM GRATEFUL FOR		STEPS	TO DO TOMORROW
1.			
2.		CALORIES	
3.			
4.		DISTANCE	
5.			
6.			
7.		OTHER	
8.			
9.			
10.			

23 December

	WHAT I DID	WHAT I ATE AND DRANK	TO DO/APPOINTMENTS
5:00			
5:30			
6:00			
6:30			
7:00			
7:30			
8:00			
8:30			
9:00			
9:30			
10:00			
10:30			
11:00			
11:30			
12:00			
12:30			
13:00			
13:30			
14:00			
14:30			
15:00			
15:30			
16:00			
16:30			
17:00			
17:30			
18:00			
18:30			
19:00			
19:30			
20:00			
20:30			
21:00			
21:30			
22:00			
22:30			
23:00			
23:30			

WHAT I AM GRATEFUL FOR		STEPS	TO DO TOMORROW
1.			
2.		CALORIES	
3.			
4.		DISTANCE	
5.			
6.			
7.		OTHER	
8.			
9.			
10.			

24 December

	WHAT I DID	WHAT I ATE AND DRANK	TO DO/APPOINTMENTS
5:00			
5:30			
6:00			
6:30			
7:00			
7:30			
8:00			
8:30			
9:00			
9:30			
10:00			
10:30			
11:00			
11:30			
12:00			
12:30			
13:00			
13:30			
14:00			
14:30			
15:00			
15:30			
16:00			
16:30			
17:00			
17:30			
18:00			
18:30			
19:00			
19:30			
20:00			
20:30			
21:00			
21:30			
22:00			
22:30			
23:00			
23:30			

WHAT I AM GRATEFUL FOR		STEPS	TO DO TOMORROW
1.			
2.		CALORIES	
3.			
4.		DISTANCE	
5.			
6.			
7.		OTHER	
8.			
9.			
10.			

25 December

	WHAT I DID	WHAT I ATE AND DRANK	TO DO/APPOINTMENTS
5:00			
5:30			
6:00			
6:30			
7:00			
7:30			
8:00			
8:30			
9:00			
9:30			
10:00			
10:30			
11:00			
11:30			
12:00			
12:30			
13:00			
13:30			
14:00			
14:30			
15:00			
15:30			
16:00			
16:30			
17:00			
17:30			
18:00			
18:30			
19:00			
19:30			
20:00			
20:30			
21:00			
21:30			
22:00			
22:30			
23:00			
23:30			

WHAT I AM GRATEFUL FOR		STEPS	TO DO TOMORROW
1.			
2.		CALORIES	
3.			
4.		DISTANCE	
5.			
6.			
7.		OTHER	
8.			
9.			
10.			

26 December

	WHAT I DID	WHAT I ATE AND DRANK	TO DO/APPOINTMENTS
5:00			
5:30			
6:00			
6:30			
7:00			
7:30			
8:00			
8:30			
9:00			
9:30			
10:00			
10:30			
11:00			
11:30			
12:00			
12:30			
13:00			
13:30			
14:00			
14:30			
15:00			
15:30			
16:00			
16:30			
17:00			
17:30			
18:00			
18:30			
19:00			
19:30			
20:00			
20:30			
21:00			
21:30			
22:00			
22:30			
23:00			
23:30			

WHAT I AM GRATEFUL FOR		STEPS	TO DO TOMORROW
1.			
2.		CALORIES	
3.			
4.		DISTANCE	
5.			
6.			
7.		OTHER	
8.			
9.			
10.			

27 December

	WHAT I DID	WHAT I ATE AND DRANK	TO DO/APPOINTMENTS
5:00			
5:30			
6:00			
6:30			
7:00			
7:30			
8:00			
8:30			
9:00			
9:30			
10:00			
10:30			
11:00			
11:30			
12:00			
12:30			
13:00			
13:30			
14:00			
14:30			
15:00			
15:30			
16:00			
16:30			
17:00			
17:30			
18:00			
18:30			
19:00			
19:30			
20:00			
20:30			
21:00			
21:30			
22:00			
22:30			
23:00			
23:30			

WHAT I AM GRATEFUL FOR		STEPS	TO DO TOMORROW
1.			
2.		CALORIES	
3.			
4.		DISTANCE	
5.			
6.			
7.		OTHER	
8.			
9.			
10.			

28 December

	WHAT I DID	WHAT I ATE AND DRANK	TO DO/APPOINTMENTS
5:00			
5:30			
6:00			
6:30			
7:00			
7:30			
8:00			
8:30			
9:00			
9:30			
10:00			
10:30			
11:00			
11:30			
12:00			
12:30			
13:00			
13:30			
14:00			
14:30			
15:00			
15:30			
16:00			
16:30			
17:00			
17:30			
18:00			
18:30			
19:00			
19:30			
20:00			
20:30			
21:00			
21:30			
22:00			
22:30			
23:00			
23:30			

WHAT I AM GRATEFUL FOR		STEPS	TO DO TOMORROW
1.			
2.		CALORIES	
3.			
4.		DISTANCE	
5.			
6.			
7.		OTHER	
8.			
9.			
10.			

29 December

	WHAT I DID	WHAT I ATE AND DRANK	TO DO/APPOINTMENTS
5:00			
5:30			
6:00			
6:30			
7:00			
7:30			
8:00			
8:30			
9:00			
9:30			
10:00			
10:30			
11:00			
11:30			
12:00			
12:30			
13:00			
13:30			
14:00			
14:30			
15:00			
15:30			
16:00			
16:30			
17:00			
17:30			
18:00			
18:30			
19:00			
19:30			
20:00			
20:30			
21:00			
21:30			
22:00			
22:30			
23:00			
23:30			

WHAT I AM GRATEFUL FOR		STEPS	TO DO TOMORROW
1.			
2.		CALORIES	
3.			
4.		DISTANCE	
5.			
6.			
7.		OTHER	
8.			
9.			
10.			

30 December

	WHAT I DID	WHAT I ATE AND DRANK	TO DO/APPOINTMENTS
5:00			
5:30			
6:00			
6:30			
7:00			
7:30			
8:00			
8:30			
9:00			
9:30			
10:00			
10:30			
11:00			
11:30			
12:00			
12:30			
13:00			
13:30			
14:00			
14:30			
15:00			
15:30			
16:00			
16:30			
17:00			
17:30			
18:00			
18:30			
19:00			
19:30			
20:00			
20:30			
21:00			
21:30			
22:00			
22:30			
23:00			
23:30			

WHAT I AM GRATEFUL FOR		STEPS	TO DO TOMORROW
1.			
2.		CALORIES	
3.			
4.		DISTANCE	
5.			
6.			
7.		OTHER	
8.			
9.			
10.			

31 December

	WHAT I DID	WHAT I ATE AND DRANK	TO DO/APPOINTMENTS
5:00			
5:30			
6:00			
6:30			
7:00			
7:30			
8:00			
8:30			
9:00			
9:30			
10:00			
10:30			
11:00			
11:30			
12:00			
12:30			
13:00			
13:30			
14:00			
14:30			
15:00			
15:30			
16:00			
16:30			
17:00			
17:30			
18:00			
18:30			
19:00			
19:30			
20:00			
20:30			
21:00			
21:30			
22:00			
22:30			
23:00			
23:30			

WHAT I AM GRATEFUL FOR		STEPS	TO DO TOMORROW
1.			
2.		CALORIES	
3.			
4.		DISTANCE	
5.			
6.			
7.		OTHER	
8.			
9.			
10.			

www.ingramcontent.com/pod-product-compliance
Lightning Source LLC
Chambersburg PA
CBHW081214170426
43198CB00017B/2607